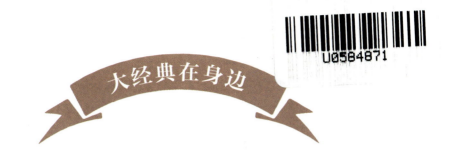

大经典在身边

一看就会
本草养生速查图典

罗 欢　主编

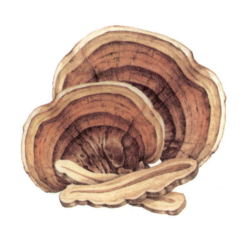

内蒙古科学技术出版社

U0584871

图书在版编目（CIP）数据

一看就会：本草养生速查图典 / 罗欢主编 .

赤峰：内蒙古科学技术出版社，2025.3. --（大经典在身边）. -- ISBN 978-7-5380-3856-9

Ⅰ. R281；R212

中国国家版本馆 CIP 数据核字第 2025U4P917 号

一看就会——本草养生速查图典

主　　编：罗　欢

组织策划：梁　旭　季文波

责任编辑：梁　旭　季文波

装帧设计：深圳市弘艺文化运营有限公司

出版发行：内蒙古科学技术出版社

地　　址：赤峰市红山区哈达街南一段 4 号

邮购电话：0476-5888970　6980897

印　　刷：天津画中画印刷有限公司

字　　数：252 千

开　　本：710mm×1000mm　1/16

印　　张：14

版　　次：2025 年 3 月第 1 版

印　　次：2025 年 3 月第 1 次印刷

书　　号：ISBN 978-7-5380-3856-9

定　　价：58.00 元

《神农本草经》简称《本草经》或《本经》，是我国现存最早的药物学专著，被誉为中药学领域的经典著作。《本草经》成书于东汉年间，它并非一人一时之力所能成就，而是凝聚了秦汉时期众多医学大家的心血与智慧，是对我国中草药的第一次系统总结。

《本草经》共分为三卷，精心收录了 365 种药物（其中植物药 252 种、动物药 67 种、矿物药 46 种），巧妙地将这些药物按照其效用划分为上、中、下三品。书中对每种药物的性味归经、配伍原则及运用要点进行了详尽而古朴的阐述，其所述的四气五味、升降浮沉、七情和合等理论，构筑成了独具中国特色的中药学理论体系，对后世数千年的医药实践产生了深远影响。

《本草经》在很长一段历史时期内都是医生与药师研习中药学的必读教材，其权威性与指导性跨越时空，至今仍是中医药工作者在运用中药时不可或缺的理论依据与操作指南。它不仅是一部药物学专著，更是中华医学文化传承与创新的重要载体。

鉴于此，编者怀着学习、传承、推广与传播的初衷，精心编纂了《一看就会——本草养生速查图典》一书。本书特色鲜明，采用精美的彩色植物手绘插图，对植物药材的根、茎、叶、花、籽等关键部位进行了直观的连线标注，使读者能够迅速把握各部位的药性特征。同时，为每种草药建立了详尽的小档案，涵盖了别名、性味归经、功效、主治、使用禁忌等信息，并贴心附上实用小药方，助力读者轻松掌握草药的运用之道。

　　此外，我们还广泛搜集了历代名医典籍中对这些药物的注解与论述，汇聚众家之长，使本书成为一部集大成之作。在翻阅本书的过程中，读者不仅能够获得系统的中药知识，还能领略到众多医学名著的精髓，享受一场跨越时空的医学文化盛宴。

　　编者诚挚地希望本书能够成为连接古今、沟通医药与生活的桥梁，帮助读者将中药知识融入日常生活，充分发挥其养生保健的独特价值，共同守护与传承这份宝贵的中医文化遗产。

　　由于编者自身医学知识及认知的局限性，书中难免存在理解或解释上的不尽完善之处，对此我们深表歉意，并恳请广大读者予以宽容和理解。同时特别提醒各位读者，本书中所提及的药方旨在提供信息参考，切勿擅自使用，务必在专业医生的指导下，结合个人实际情况，安全合理地应用，以确保健康与安全。

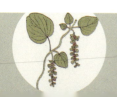

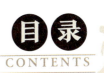

目 录
CONTENTS

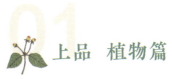

01 上品　植物篇

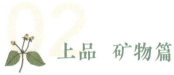

02 上品 矿物篇

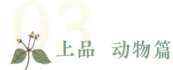

03 上品 动物篇

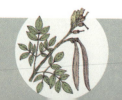

04 中品 植物篇

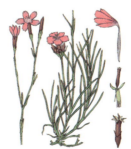

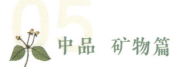

05 中品 矿物篇

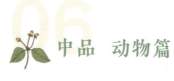

06 中品 动物篇

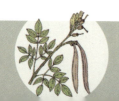

07 下品 植物篇

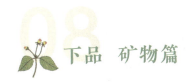

08 下品 矿物篇

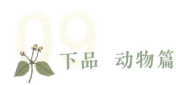

09 下品 动物篇

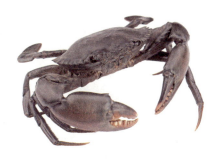

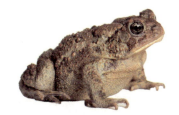

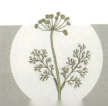

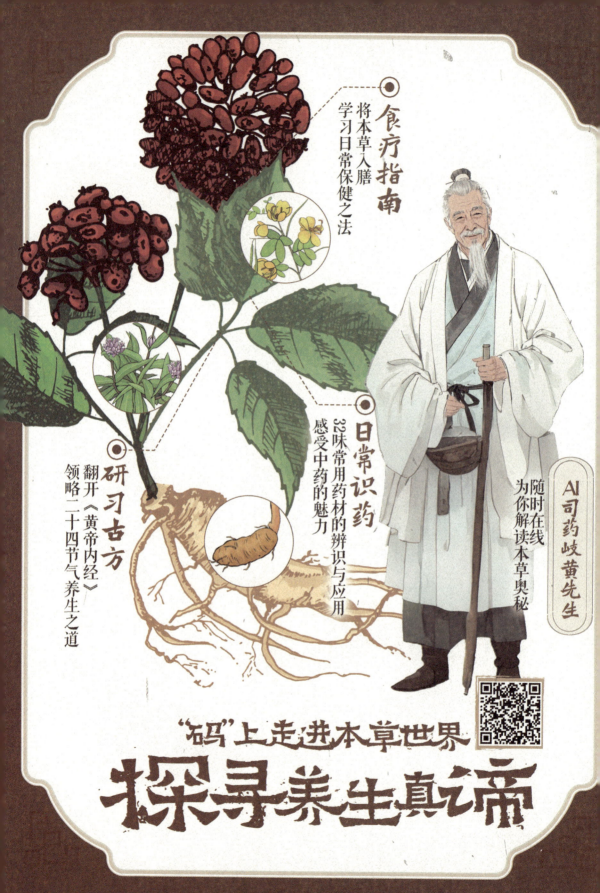

食疗指南
将本草入膳
学习日常保健之法

日常识药
32味常用药材的辨识与应用
感受中药的魅力

研习古方
翻开《黄帝内经》
领略二十四节气养生之道

AI司药岐黄先生
随时在线
为你解读本草奥秘

"码"上走进本草世界
探寻养生真谛

上 品

植物篇

扫码查看

AI司药岐黄先生

日 常 识 药

食 疗 指 南

研 习 古 方

菖蒲

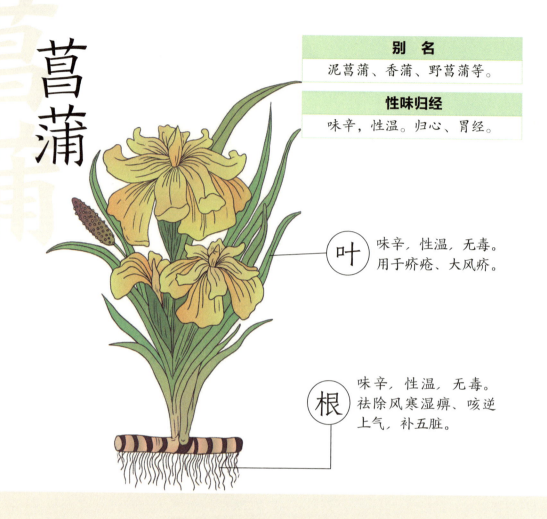

菖蒲

别　名
泥菖蒲、香蒲、野菖蒲等。

性味归经
味辛，性温。归心、胃经。

叶 味辛，性温，无毒。用于疥疮、大风疥。

根 味辛，性温，无毒。祛除风寒湿痹、咳逆上气，补五脏。

功　效	化痰开窍，化湿行气，祛风利痹，消肿止痛。
主　治	热病神昏、痰厥、健忘、耳鸣、耳聋等症。
使用禁忌	阴虚阳亢、汗多、精滑者慎服。
原　文	菖蒲，味辛，温。主风寒痹；欬逆上气；开心孔，补五脏；通九窍，明耳目，出音声。久服轻身，不忘，不迷惑，延年。一名昌阳。生池泽。

菖蒲，味辛，性温。主治风寒引起的关节痹痛、咳嗽气喘；有助于开阔心胸、补益五脏；能通利人体九个孔窍，使耳目更加明亮、声音更加清晰。长期服用菖蒲可以使人感觉身体轻盈，增强记忆力，不易迷糊，还有延年益寿的功效。它又叫作昌阳，通常生长在池塘和沼泽等水域附近。

药治方

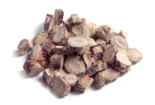

肺损吐血

配方： 九节菖蒲（研末）、白面各等份。

用法： 将上药调匀，每次取 9 克，以新汲的井水送服，每天 1 次。

赤白带下

配方： 石菖蒲、破故纸各等份。

用法： 将上药共炒为末，每次服用 6 克。

痰迷心窍

配方： 菖蒲、生姜各等份。

用法： 将上药捣汁灌下。

产后流血不止

配方： 菖蒲 47 克。

用法： 将上药加酒 480 毫升，煎取 240 毫升汁液，去渣分 3 次服，饭前温服。

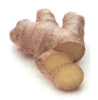

菊花

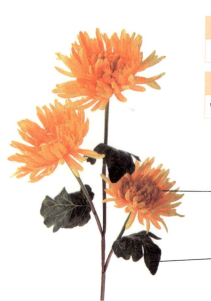

别名

节华、女节、女华、女茎等。

性味归经

味甘、苦，性微寒。归肺、肝经。

花 味苦，性平，无毒。治诸风所致的头眩肿痛。

叶 味苦，性平，无毒。治疗恶风及风湿性关节炎。

功效	散风清热，平肝明目。
主治	风热感冒、头痛眩晕、目赤肿痛、眼目昏花等症。
配伍禁忌	与镇静药、麻醉药、降压药同用时，不宜剂量过大。
原文	菊花，味苦，平。主诸风，头眩，肿痛，目欲脱，泪出；皮肤死肌，恶风湿痹。久服利血气，轻身耐老，延年。一名节华。生川泽及田野。
译文	菊花，味苦，性平。主治各种因风邪引起的病症，比如头痛眩晕、目胀肿痛、眼睛流泪；肌肤麻木感觉不到痛痒，恶风、风湿痹痛等症状；长期服用菊花，有利于调养气血，使人感觉身体轻盈，增强抗衰老能力，有助于延长寿命。它又叫作节华，生长在溪流岸边以及田野之中。

菊花茶

材料： 菊花 8 克。

做法： 取一个茶杯，倒入菊花，泡约 10 分钟即可。

功效： 疏风散热，清肝明目，清热解毒。

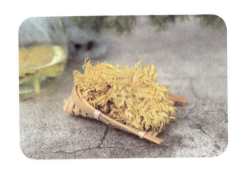

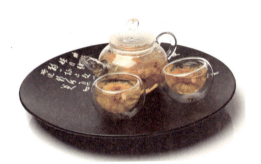

菊花白芷茶

材料： 菊花、白芷各 5 克。

做法： 取一个茶杯，倒入白芷、菊花，泡约 10 分钟即可。

功效： 疏风清热止痛，缓解风寒感冒症状。

药治方

病后生翳

配方： 白菊花、蝉蜕各等份。

用法： 将上药研末，每次取 6~9 克，加蜜少许，水煎服。

膝风疼痛

配方： 菊花、陈艾各适量。

用法： 将上药做护膝，长期使用可自愈。

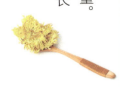

风热头痛

配方： 菊花、石膏、川芎各 9 克。

用法： 将上药同研末，每次服 4.5 克，以茶送服。

人参

子 — 味甘，性微寒，无毒。定魂魄，止惊悸。

叶 — 味甘，性微寒，无毒。除邪气，明目益智。

根 — 味甘，性微寒，无毒。补五脏，安精神。

别名
棒槌、山参、园参、神草、地精等。

性味归经
味甘、微苦，性温、平。归脾、肺、心经。

功 效	大补元气，益气生津，补虚扶正，宁身益智，延年益寿。
主 治	气短喘促、心悸健忘、口渴多汗、食少无力等症。
配伍禁忌	反藜芦，畏五灵脂，恶皂荚、黑豆，忌食萝卜、绿豆、螃蟹，不宜与茶同服。
使用禁忌	实证、热证及湿热内盛、正气不虚者禁服。
原 文	人参，味甘，微寒。主补五脏，安精神，定魂魄，止惊悸；除邪气；明目，开心益智。久服轻身延年。一名人衔，一名鬼盖。生山谷。
译 文	人参，味甘，性微寒。主要功效是补益五脏六腑，安定心神魂魄，缓解惊慌心悸；能驱除体内邪气，明目，开心窍，益神智。长期服用人参，可以使人感觉身体轻盈、延年益寿。人参又叫作人衔、鬼盖，生长在山谷之中。

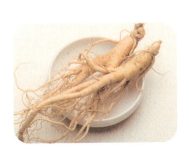

人参茶

材料： 人参适量。

做法： 人参切片，放入杯中，加适量开水，闷泡5分钟即可。

功效： 补气提神，提高抵抗力。

人参麦冬茶

材料： 人参60克，麦冬20克。

做法： 人参切片，放入蒸汽萃取壶，加入麦冬和适量水，选择萃取功能即可。

功效： 生津养血，补脾益肺，养心安神。

药治方

脾胃气虚，不思饮食

配方： 人参、茯苓各3克，白术6克，炙甘草1.5克，姜3片，枣1枚。

用法： 将上药加240毫升水煎至120毫升，饭前温服。

胃寒气满，饥不能食

配方： 人参6克，生附子1.5克，生姜6克。

用法： 将上药加700毫升水煎至200毫升，调入一个鸡蛋清，空腹服用。

反胃

配方： 人参93克。

用法： 将上药切片，加一升水煎至400毫升，热服。同时，在人参汁里加鸡蛋白、薤白，煮粟米粥吃。

喘急欲绝

配方： 人参末适量。

用法： 将上药煎汤，每次服用4毫升，一天服五六次。

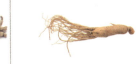

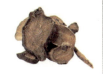

茯苓

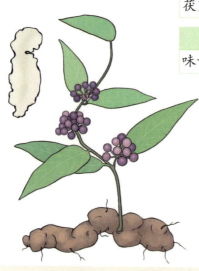

别　名

茯菟、松腴、不死面、松薯、松苓等。

性味归经

味甘、淡，性平。归心、肺、脾、胃经。

小贴士：本品为干燥菌核。主产于安徽、云南、湖北，多于7—9月采挖。选购时切面白色细腻、粘牙力强者为佳。生用。

功　效	利水消肿，渗湿，健脾，宁心。
主　治	水肿、痰饮、脾虚泄泻、心悸、失眠等症。
配伍禁忌	恶白蔹，畏地榆、秦艽、龟甲、雄黄，忌葱、醋和酸性食物。
原　文	茯苓，味甘，平。主胸胁逆气忧恚；惊邪恐悸；心下结痛，寒热烦满，咳逆，口焦舌干，利小便；久服安魂养神，不饥延年。一名茯菟。生山谷。
译　文	茯苓，味甘，性平。主治因忧愁、愤怒引起的胸胁气机逆乱；还能缓解因受惊吓、邪气侵扰导致的恐惧、心悸；对于胃脘聚积疼痛、身体忽冷忽热、心中烦闷胀满、咳嗽气逆、口干舌燥等症状也有疗效；同时，它还有助于小便排出。长期服用茯苓可以安定魂魄、滋养心神，使人不易感到饥饿，并有延年益寿的效果。茯苓又叫作茯菟，主要生长在山谷之中。

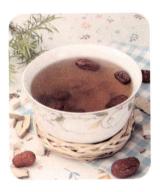

食疗方

人参茯苓茶

材料： 炙甘草 9 克，人参、白术各 15 克，茯苓、红枣各 10 克，姜片适量，白糖 20 克。

做法： 砂锅中注入适量清水烧开，加入上述食材拌匀，烧开后用小火煮 30 分钟至其析出有效成分，放入白糖，煮至溶化即可。

功效： 益气健脾、补血，可调理脾胃气虚证。

桑葚茯苓粥

材料： 水发大米 160 克，茯苓 40 克，桑葚干少许，白糖适量。

做法： 砂锅注入适量清水烧热，放入茯苓、桑葚干、大米熬粥，煮至粥稠米烂，加适量白糖拌匀即可。

功效： 补气益脾，和胃，宁心安神。

药治方

水肿尿涩

配方： 茯苓皮、椒目各等份。

用法： 每日煎汤服用，见效为止。

健忘、心神不宁

配方： 去皮茯苓 62 克，沉香 15.6 克。

用法： 将上药研为末状，加入炼蜜搓成豆粒大小的丸子，饭后以人参汤送服 30 粒。

小便频数

配方： 去皮白茯苓、去皮干山药各等份。

用法： 将上药放入白矾水里浸过，焙干研为末状，以米汤送服 6 克。

突然失聪

配方： 去皮茯苓少许，黄蜡适量。

用法： 茯苓研为末状，取适量黄蜡同茯苓末细嚼，以茶汤送服。

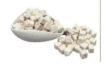

石蜜

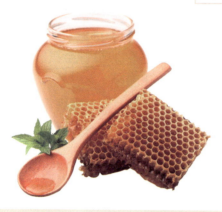

小贴士: 全国大部分地区均产。春至秋季采收，滤过。本品气芳香，味极甜。选购时以稠如凝脂、味甜纯正者为佳。

功 效	补中缓急，润肺止咳，润肠通便。
主 治	脘腹虚痛、肺燥干咳、肠燥便秘等症。
使用禁忌	湿热痰滞、胸闷不宽及便溏或泄泻者慎用。
原 文	石蜜，味甘，平，主心腹邪气，诸惊痫痓；安五脏，诸不足，益气补中；止痛解毒；除众病，和百药。久服强志，轻身不饥不老。一名石饴。生山谷。
译 文	石蜜，味甘，性平。主治心腹邪气导致的各种惊厥、癫痫等；能安抚五脏，补益虚损，益气补中；还有止痛和解毒的功效；能够消除多种疾病，并调和各种药物。长期服用可以增强记忆力，使人感觉身体轻盈，不易感到饥饿，延缓衰老。它又叫作石饴，生长在山谷之中。

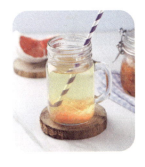

蜂蜜柚子茶

材料： 柚子 1 个，蜂蜜 50 克，冰糖 50 克。

做法： 柚子皮切丝加盐煮至透明状捞出；柚子肉切碎煮软后捞出；柚子皮加冰糖和水煮成稠状；将煮好的柚子浆、果肉放入罐中，加蜂蜜拌匀即可。

功效： 提神消疲，清热解毒，延缓衰老。

蜂蜜蛋花汤

材料： 鸡蛋 2 个，蜂蜜少许。

做法： 鸡蛋打散调成蛋液；锅中加水烧开倒入蛋液，边倒边搅拌；用大火煮至蛋花浮现，加蜂蜜搅拌均匀，至其溶入汤汁即可。

功效： 益智健脑，增强免疫力。

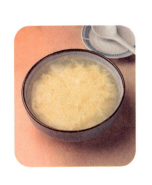

药治方

热油烫伤

配方： 石蜜适量。

用法： 将石蜜涂在烫伤处即可。

口中生疮

配方： 石蜜、大青叶各适量。

用法： 大青叶浸石蜜含咽。

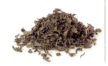

疗肿恶毒

配方： 石蜜、隔年葱各适量。

用法： 将上药研成膏，将疗刺破后涂上，等半小时后，用热蜡洗掉即可。

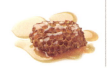

产后口渴

配方： 石蜜适量。

用法： 以热开水调服即可。

黄芪

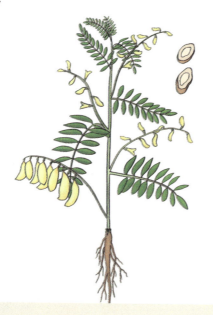

别 名

黄耆、戴椹、戴糁、独椹等。

性味归经

味甘，性微温。归脾、肺经。

小贴士： 本品主产于山西、甘肃、黑龙江、内蒙古。春、秋二季采挖，除去须根和根头，晒干，切片。选购时以切面色淡黄、粉性足、味甜者为佳。生用或蜜炙用。

功 效	健脾补中，升阳举陷，益卫固表，利尿，托毒生肌。
主 治	脾气虚、肺气虚、气虚自汗等症。
配伍禁忌	恶龟甲、白鲜皮，忌食萝卜、绿豆和强碱性食物。
使用禁忌	凡表实邪盛，疮疡初起或溃后热毒尚盛者，均不宜用。
原 文	黄芪，味甘，微温。主痈疽久败疮，排脓止痛；大风癞疾；五痔鼠瘘；补虚小儿百病。一名戴糁。生山谷。
译 文	黄芪，味甘，性微温。主治长期不愈合的痈疽和疮疡，能排脓止痛；治疗严重风邪所致的皮肤病、五种痔疮以及鼠瘘；还能补养虚弱体质，对小儿的各种疾病也有调养作用。它又叫作戴糁，通常生长在山谷之中。

食疗方

黄芪乌鸡汤

材料： 乌鸡 750 克，黄芪 60 克，红枣 5 颗，枸杞 10 粒，姜片 15 克。

做法： 洗净食材，乌鸡处理干净后切块，氽水去血沫。锅中注入适量水，加入乌鸡、黄芪、红枣、姜片，大火烧开后转小火慢炖 1~2 小时，直至鸡肉熟烂。加入枸杞，继续小火炖煮 2 分钟，加适量盐调味即可。

功效： 提神消疲，清热解毒，延缓衰老。

党参黄芪蛋

材料： 党参、黄芪各 15 克，熟鸡蛋 2 个，红糖 20 克。

做法： 砂锅加适量水，放入党参、黄芪，小火煮 15 分钟至有效成分析出，放入熟鸡蛋，加红糖拌匀，续煮 5 分钟至红糖溶化即可。

功效： 保肝，利尿，延缓衰老，降血压。

药治方

酒后黄疸

配方： 黄芪 50 克，木兰 20 克。

用法： 将上药研末，每次取 3 克，温酒送服即可。

小便不通

配方： 黄芪 6 克。

用法： 黄芪加 480 毫升水，煎成 240 毫升药汁，温服。

小便浑浊

配方： 盐炒黄芪 15 克，茯苓 20 克。

用法： 将上药研末，每次取 3 克，温水送服即可。

血淋

配方： 黄芪、黄连各等份。

用法： 将上药研为末，加入面糊做成绿豆大小的丸，每次服 30 粒。

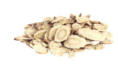
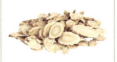

肉苁蓉

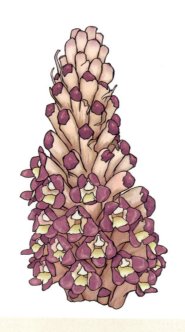

别　名

大芸、寸芸、苁蓉、肉松蓉、黑司令等。

性味归经

味甘、咸，性温。归肾、大肠经。

小贴士：主产于内蒙古、新疆、甘肃。本品气微，味甜、微苦。选购时以条粗壮、密被鳞片、色棕褐、质柔润者为佳。切厚片，生用或酒炖（或酒蒸）用。

功　效	补肾助阳，润肠通便。
主　治	肾阳亏虚、精血不足、阳痿早泄、宫冷不育、腰膝酸痛等症。
使用禁忌	阴虚火旺及便溏泄泻者忌服，热结便秘者忌服。
原　文	肉苁蓉，味甘，微温。主五劳七伤补中，除茎中寒热痛；养五脏，强阴，益精气，多子；妇人癥瘕；久服轻身。生山谷。
译　文	肉苁蓉，味甘，性微温。主治因过度劳累和多种损伤导致的身体虚弱，能够补充中气，消除茎中寒热疼痛和不适症状；它还能滋养人体的五脏六腑，强阴益精，有助于增强生育能力；还有助于治疗妇女腹部肿块；长期服用肉苁蓉可以使人感觉身体轻盈。肉苁蓉通常生长在山谷之中。

续断

别　名	
和尚头、北续断、接骨草等。	
性味归经	
味苦、辛，性微温。归肝、肾经。	

功　效	补益肝肾，续筋健骨，通利血脉。
主　治	肝肾不足、腰膝酸痛、寒湿痹痛、胎动不安、跌打损伤等症。
配伍禁忌	恶雷丸。
使用禁忌	风湿热痹者忌服。
原　文	续断，味苦，微温。主伤寒；补不足；金疮痈；伤折跌，续筋骨；妇人乳难。久服益气力。一名龙豆，一名属折。生山谷。
译　文	续断，味苦，性微温。主治伤寒病症；能补虚损；治疗因金属创伤感染而成的疮痈；可用于骨折、跌打损伤，能接续筋骨；还可治妇女难产。长期服用可以增强人的体力和精力。续断又叫作龙豆、属折。生长在山谷之中。

药治方	崩漏经多	**配方：** 续断、黄芪、五味子、当归、龙骨、赤石脂、艾叶、熟地、芎劳、地榆各等份。 **用法：** 将上药研末做成丸剂服用。
	产后血晕、烦热、气短、心闷等症	**配方：** 续断皮1把。 **用法：** 将上药加3升水煎取2升汁液，分3次服用。

酸枣仁

小贴士：秋末冬初采收成熟果实，除去果肉和核壳，收集种子，晒干。选购时以粒大、饱满、外皮紫红色者为佳。生用或炒用，用时捣碎。

功　效	补肝，宁心，敛汗，生津。
主　治	虚烦不眠、惊悸多梦、体虚多汗、津伤口渴。
配伍禁忌	恶防己。
使用禁忌	外感表证或表证未尽证者不宜服用。
原　文	酸枣仁，味酸，平。主心腹寒热邪结气聚，四肢酸疼湿痹。久服安五脏，轻身延年。生川泽。
译　文	酸枣仁，味酸，性平。主治心腹因寒热引起的邪气郁结和气机不畅，四肢酸痛以及由湿邪引起的痹证。长期服用酸枣仁可以安和五脏六腑，使人感觉身体轻盈，有助于延年益寿。酸枣仁生长在河川湖泊附近或湿地。

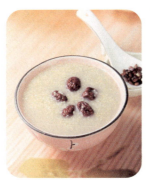

酸枣仁小米粥

材料： 水发小米 230 克，红枣、酸枣仁各少许，蜂蜜适量。

做法： 锅中适量水烧开，放入酸枣仁小火煮 20 分钟，捞出酸枣仁。锅中倒入小米、红枣煮粥，待粥成时加适量蜂蜜拌匀即可。

功效： 滋阴养血，安神助眠，美容养颜。

双仁菠菜猪肝汤

材料： 猪肝 200 克，柏子仁 10 克，酸枣仁 10 克，菠菜 100 克，姜丝少许，盐 2 克，鸡粉 2 克，食用油适量。

做法： 把柏子仁、酸枣仁装入隔渣袋中，收紧口袋。砂锅放适量水烧开，放入隔渣袋小火煮 15 分钟，取出隔渣袋。在锅中淋入少许食用油，放姜丝，倒入猪肝片和菠菜段煮至熟，加盐和鸡粉调味即可。

功效： 养心安神，润肠通便，适用于虚烦不眠，心悸怔忡，肠燥便秘等症。

药治方

虚烦不眠

配方： 酸枣仁36克，茯苓、芎䓖、干姜各62克，甘草31克。

用法： 酸枣仁先用10升水煎取7升汁液，再与剩余的药材一同煎煮，得汁3升，分次服下。

惊悸不眠

配方： 酸枣仁36克，人参、茯苓、白术、甘草各62克，生姜187克。

用法： 将上药用8升水煎取三成汁液，分次服用。

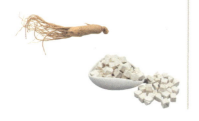

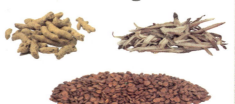

柏实

别 名

柏子仁、柏子、柏仁、侧柏子等。

性味归经

味甘，性平。归心、肾、大肠经。

小贴士：本品气微香，味淡。选购时以粒饱满、色黄白、油性大者为佳。生用或制霜用。

功　效	养心安神，止汗，润肠。
主　治	虚烦失眠、心悸怔忡、阴虚盗汗、肠燥便秘。
配伍禁忌	恶菊花、羊蹄。
使用禁忌	便溏及痰多者忌服。
原　文	柏实，味甘，平。主惊悸；安五脏，益气；除风湿痹。久服令人润泽美色，耳目聪明，不饥不老，轻身延年。生山谷。
译　文	柏实，味甘，性平。主治受惊导致的心神不宁；能够安和五脏，增强体力；还能驱除因风湿引起的关节疼痛和麻痹。长期服用柏实能让人皮肤润泽，面色好看，耳朵和眼睛更加敏锐，不容易感到饥饿，延缓衰老，身体轻盈，延长寿命。柏实生长在山谷之中。

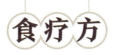

食疗方

柏实小米粥

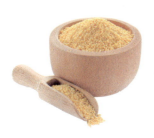

材料: 柏实 15 克,小米 100 克,红枣 8 颗,盐适量。

做法: 洗净食材,锅中加适量水,放入小米、红枣、柏实煮粥,加盐调味即可。

功效: 养心安神,健脾益气,适合失眠多梦,心神不安的人群食用。

柏实猪心

材料: 猪心 1 个,柏实适量。

做法: 洗净食材,将柏实装入猪心,放入锅内加水煮熟,之后把柏实去掉,猪心切片食用。

功效: 养心安神,补血润肠,适合心悸,失眠,便秘等人群食用。

药治方

小儿惊痫,大便青白色

配方: 柏实适量。

用法: 将柏实研成末,取 3 克,以温水调服即可。

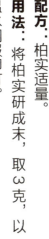

肠风下血

配方: 柏实 14 个,酒 720 毫升。

用法: 将柏实捣碎放入布袋中,再与 720 毫升好酒煎汁取八成服下。

老人便秘

配方: 柏实、大麻仁、松子仁各等份。

用法: 将上药研成末,加蜜、蜡做成如梧桐子大小的丸剂。每次饭前用少许黄丹汤调服 20~30 丸,每日服用 2 次。

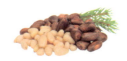

润肾平肝

配方: 柏实、菊花各等份。

用法: 将柏实、菊花研成末,加蜜调和成丸剂服用。

橘柚

别　名
陈皮、橘皮、贵老、黄橘皮等。

性味归经
味辛、苦，性温。归脾、肺经。

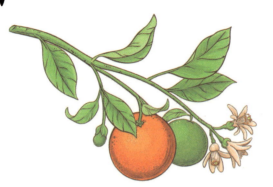

小贴士：本品分为陈皮和广陈皮。选购时以色鲜艳、香气浓者为佳。切丝，生用。

功　效	理气健脾，燥湿化痰。
主　治	脾胃气滞、呕吐、呃逆、湿痰、寒痰咳嗽、胸痹。
配伍禁忌	忌性生冷、黏腻、易生痰的食物。
使用禁忌	气虚、阴虚燥咳、吐血及舌赤少津、内有实热者慎服。
原　文	橘柚，味辛，温。主胸中瘕热逆气，利水谷；久服去臭，下气，通神。一名橘皮。生川谷。
译　文	橘柚，味辛，性温。主治胸部因瘕块引起的热证和气机不畅，有助于脾胃消化；长期服用可以去除体内的异味，使气息顺畅下行，还有提神醒脑的作用。它还有一个名字叫橘皮。生长在山地河谷地带。

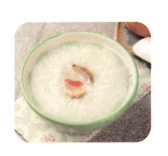

食疗方

山楂陈皮茶

材料： 鲜山楂 50 克，陈皮 10 克，冰糖适量。

做法： 洗净食材，山楂肉切丁，加陈皮和适量水煮沸后用小火煮约 15 分钟，放入适量冰糖拌匀即可。

功效： 增强机体免疫力，延缓衰老，可预防高血压。

陈皮大米粥

材料： 水发大米 120 克，陈皮 5 克。

做法： 砂锅加适量水，大火烧热后，放入陈皮和大米煮粥即可。

功效： 理气降逆，开胃消食，清热化痰。

药治方

胀满，脾气不和

配方： 陈皮 125 克，白术 62 克。

用法： 将上药研末，加酒、面糊做成如梧桐子般大小的丸剂，饭前用木香汤送服 30 丸。

突然失声

配方： 陈皮 15.6 克。

用法： 陈皮加水煎取汁液，慢饮。

湿痰停滞，唾沫黏稠

配方： 陈皮 250 克，盐 15 克，粉甘草 62 克。

用法： 陈皮放入砂锅，加 15 克盐，加水淹没煮干；另外用 62 克粉甘草，去皮蜜炙；将陈皮和粉甘草研成末状，蒸饼做成如梧桐子般大小的丸剂，每次用开水送服 100 丸。

经年气嗽

配方： 焙干的陈皮、神曲、生姜各等份。

用法： 将上药研为末，蒸饼做成如梧桐子般大小的丸剂，每次服用 30~50 丸，分别于饭后、睡前各服用一次。

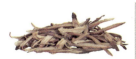

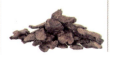

五味子

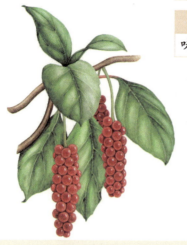

别　名

北五味子、辽五味子、菋、荎藸、玄及、会及等。

性味归经

味酸、甘，性温。归肺、心、肾经。

小贴士：本品果肉气微，味酸；种子破碎后有香气，味辛、微苦。选购时以粒大、色红、肉厚有光泽、显油润者为佳。生用，或用醋蒸法蒸至黑色，干燥后用，用时捣碎。

功　效	收敛固涩，益气生津，补肾宁心。
主　治	咳虚喘、自汗、盗汗、遗精、滑精、久泻不止、津伤口渴等症。
配伍禁忌	不宜与氢氧化铝、氨茶碱等碱性药配伍。
使用禁忌	外有表邪，内有实热，或咳嗽初起、痧疹初发者忌服。
原　文	五味子，味酸，温。主益气；欬逆上气；劳伤羸瘦，补不足；强阴，益男子精。一名会及。生山谷。
译　文	五味子，味酸，性温。主要功效是补充和增强人体正气；能治疗咳嗽、气逆；对于因过度劳累而身体消瘦、虚弱的人有滋补作用；还能增强人体的阴液、阴精等物质，提高精子质量。它又叫作会及，通常生长在山谷之中。

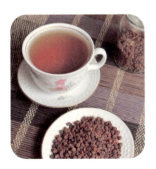

五味子茶

材料： 菟丝子 5 克，五味子 3 克，红茶 3 克。

做法： 将菟丝子、五味子水煎取汁，用药汁冲泡红茶饮用。

功效： 滋补肝肾，可调理肝肾不足所致的腰膝酸痛，头晕眼花，遗精等症。

五味子炖猪肝

材料： 猪肝 200 克，红枣 20 克，五味子 10 克，姜片 20 克，盐 2 克，鸡粉 2 克，生抽 4 毫升，料酒 10 毫升。

做法： 猪肝汆水捞出，放入炖盅。锅中加水烧开，放入姜片、五味子、红枣、盐、生抽及料酒，拌匀煮沸后，倒入炖盅。将炖盅用中火炖煮 1 小时至食材熟透即可。

功效： 敛肺，滋肾，生津，收汗，涩精。

药治方

阳痿不起

配方： 新五味子 500 克。

用法： 将上药研末，取 1 克用酒送服，每日 3 次。忌食猪肉、鱼肉及蒜、醋。

咳喘

配方： 五味子、白矾各等份。

用法： 将上药研成末，每次取 9 克，用炙熟的生猪肺蘸末细嚼，以白开水送服。

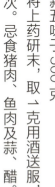

久咳不止

配方： 五味子 15 克，甘草 4.5 克，五倍子、风化硝各 6 克。

用法： 将上药研成末，干含服。

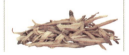

五更肾泄

配方： 五味子（去梗）60 克，茱萸（汤泡七次）15 克。

用法： 将上药一同炒香，研为末状，每日用陈米汤饮服 6 克。

桑上寄生

小贴士：本品气微，味涩。选购时以枝细、质嫩、叶多者为佳。生用。

功　效	祛风湿，补肝肾，强筋骨，安胎。
主　治	风湿痹证，崩漏经多、妊娠漏血、胎动不安等症。
配伍禁忌	桑寄生含有槲皮素，不宜与含各种金属离子的西药配伍。
原　文	桑上寄生，味苦，平。主腰痛、小儿背强、痈肿，安胎；充肌肤，坚发齿，长须眉。其实，明目，轻身通神。一名寄屑，一名寓木，一名宛童。生川谷。
译　文	桑上寄生，味苦，性平。主治腰痛、小儿背部僵硬、痈肿，有安胎的作用；能够滋养肌肤，使头发健康、牙齿结实，促进胡须和眉毛的生长。它的果实有明目的功效，长期服用能够使人感觉身体轻盈、精神饱满。它又叫作寄屑、寓木、宛童，通常生长在山谷或河流附近。

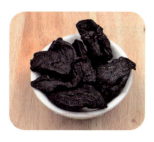

黄精首乌桑寄生茶

材料： 何首乌 20 克，黄精 15 克，桑上寄生 10 克。

做法： 砂锅中加适量水烧开，倒入黄精、何首乌、桑上寄生，烧开后转小火煮 20 分钟，滤去残渣饮用即可。

功效： 滋补气血，抗疲劳，抗衰老，增强免疫力。

桑寄生茶

材料： 桑上寄生 20 克。

做法： 砂锅中加适量水烧开，倒入桑上寄生，烧开后转小火煮 20 分钟，滤去残渣饮用即可。

功效： 除风湿，强筋骨，补肝肾。适宜肝肾功能不佳的人群饮用。

药治方

胎动腹痛

配方： 桑上寄生 46 克，阿胶（炒）、艾叶各 15.6 克。

用法： 将上药加 360 毫升水煎取 240 毫升汁液，除去渣滓温服。

脉搏弱，毒痢脓血

配方： 桑上寄生 62 克，芎䓖、防风各 7.8 克，炙甘草 9 克。

用法： 将上药研成末，加 240 毫升水煎取八成汁液。连带渣滓一起服下。

膈气

配方： 桑上寄生适量。

用法： 将上药捣汁，取 240 毫升服用。

腰膝无力，下血后虚

配方： 桑上寄生适量。

用法： 将上药研成末状，每次取 3 克，以开水冲服。

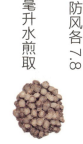

茵陈蒿

茵陈蒿

别　名
茵陈、绵茵陈、因陈蒿等。

性味归经
味苦、辛，性微寒。归脾、胃、肝、胆经。

小贴士：春季采收的称为绵茵陈，秋季采割的称为花茵陈。绵茵陈气清香，味微苦；花茵陈气芳香，味微苦。选购时以质嫩、绵软、色灰白、香气浓者为佳。生用。

功　效	清利湿热，利胆退黄。
主　治	黄疸尿少、湿温暑湿、湿疮瘙痒等症。
配伍禁忌	禁酒，忌食油、肉及辛辣刺激性食物。
使用禁忌	蓄血发黄者及血虚萎黄者慎用。
原　文	茵陈蒿，味苦，平。主风湿、寒热邪气，热结黄疸。久服轻身益气，耐老。生邱陵阪岸上。
译　文	茵陈蒿，味苦，性平。主治风湿、寒热引起的邪气侵袭，热邪郁结导致的黄疸症。长期服用可以使人感觉身体轻盈，增强气力，延缓衰老。通常生长在丘陵地带或河岸的斜坡上。

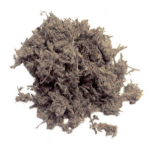

食疗方

金钱草茵陈茶

材料：金钱草5克，茵陈蒿5克。

做法：砂锅中加适量水烧开，倒入金钱草、茵陈蒿，烧开后转小火煮15分钟，滤去残渣饮用即可。

功效：祛湿平热，滋阴平肝。适宜黄疸尿少，湿疮瘙痒等人群饮用。

茵陈粥

材料：茵陈蒿40克，粳米100克，白糖适量。

做法：洗净食材，茵陈蒿水煮5~10分钟，去渣取汁。锅中加适量水，放入粳米，倒入茵陈汁，加适量水煮粥，以白糖调味即可。

功效：清利湿热，退黄疸，可用于急性传染性黄疸性肝炎。

药治方

眼热赤肿

配方：茵陈蒿、车前子各等份。

用法：将上药煎汤，用细茶调服数次。

大热黄疸

配方：茵陈蒿适量。

用法：将上药切碎煮汤服用。也可生食。

风痒难耐

配方：茵陈蒿适量。

用法：将上药煮浓汤，洗浴。

肾府温病引起的腰中欲折、身面如刺

配方：茵陈蒿、芒硝、栀子各9克，生地黄、石膏各24克，生葛、苦参各12克，葱白12克，豉16克。

用法：将上药（除芒硝外）切碎，以1800毫升水煎取500毫升汁液，加入芒硝，分3次服用。

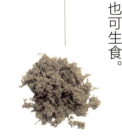

蒲黄

性味归经

味甘，性平。归肝、心包经。

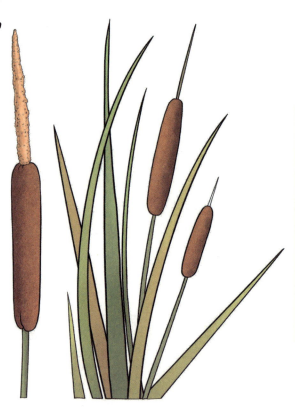

小贴士：本品为干燥花粉。主产于浙江、江苏、山东、安徽、湖北。夏季采收蒲棒上部的黄色雄花序，晒干后碾轧，筛取花粉。本品气微、味淡。选购时以粉细、体轻、色鲜黄、滑腻感强者为佳。生用或炒炭用。

功　效	止血，化瘀，利尿。
主　治	吐血、衄血、咯血、崩漏、外伤出血、经闭痛经等症。
使用禁忌	孕妇慎服。

原　文	蒲黄，味甘，平。主心、腹、膀胱寒热，利小便，止血，消瘀血。久服轻身，益气力，延年神仙。生池泽。
译　文	蒲黄，味甘，性平。主治心脏、腹部以及膀胱寒热证，有助于通利小便、止血，还能消散体内的瘀血。长期服用蒲黄可以使人感觉身体轻盈，增强体力和精力，有延年益寿之效。蒲黄通常生长在池塘和沼泽地带。

药治方

吐血唾血
配方：蒲黄末 60 克。
用法：每次取 9 克，以温酒或冷水送服。

肺热衄血
配方：蒲黄、青黛各 3 克。
用法：以新汲水送服。

产妇催生
配方：蒲黄、地龙（洗焙）、陈橘皮各等份。
用法：将上药研为末，以新汲水煎服。

关节疼痛
配方：蒲黄 250 克，熟附子 31 克。
用法：将上药捣为末，每次取 3 克，用凉水送服。

肠痔出血
配方：蒲黄末 1 克。
用法：将上药以水送服，每日 3 次。

决明子

性味归经

味甘、苦、咸，性微寒。归肝、大肠经。

小贴士：秋季采收成熟果实，晒干，打下种子，去除杂质。选购时以颗粒均匀、饱满、色绿棕者为佳。生用或炒用。

功　效	清肝明目，润肠通便。
主　治	目赤肿痛、羞明多泪、目暗不明、头痛、眩晕、肠燥便秘。
使用禁忌	脾胃虚寒及便溏者慎服。
原　文	决明子，味咸，平。主青盲，目淫肤赤白膜，眼赤痛、泪出。久服益精光，轻身。生川泽。
译　文	决明子，味咸，性平。主治青盲眼病，眼周皮肤红肿或眼珠上有红白色膜状物，以及眼睛发红疼痛、流泪等。长期服用决明子可以增强视力，使身体变得轻盈。决明子通常生长在河流、湖泊等水边的湿润地带。

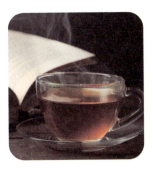

决明子茶

材料： 决明子 5 克，茶叶 5 克。

做法： 将决明子、茶叶同放杯中，加入热水冲泡即可饮用。

功效： 疏风清热，明目，消炎。适用于目赤肿痛，风热头痛等症。

决明子菊花茶

材料： 决明子 15 克，菊花 6 克。

做法： 将决明子炒香或打碎。杯中放入碎决明子、菊花，泡茶饮用，直至茶水无色。

功效： 清肝火，明目，降压。

药治方

目赤肿痛

配方： 决明子适量。

用法： 将上药炒研，用茶调敷在两太阳穴，干了就换新的续敷，一夜痊愈。

青盲雀目

配方： 决明子 60 克，地肤子 150 克。

用法： 将上药研成末状，加米汤做成如梧桐子般大小的丸剂，每次取 20~30 丸，以米汤送服。

积年失明

配方： 决明子 150 克。

用法： 将上药研为末，每次饭后以粥饮服 2 克。

补肝明目

配方： 决明子 18 克，蔓菁子 30 克。

用法： 将上药用 5 升酒煮后，晒干研成末状。每次取 6 克，以温水送服，每日 2 次。

甘草

别　名
美草、蜜甘、灵通、粉草、甜草等。

性味归经
味甘，性平。归脾、胃、肺经。

梢　生用治胸中积热，祛阴茎中痛。

根　味甘，性平，无毒。治五脏六腑寒热邪气，长肌肉，倍气力。

功　效	益气补中，清热解毒，缓急止痛，祛痰止咳，调和药性。
主　治	咽喉肿痛、咳嗽、脾胃虚弱等症。
配伍禁忌	不宜与甘遂、大戟、芫花、海藻同用。
使用禁忌	实证中满腹胀忌服。
原　文	甘草，味甘，平。主五脏六腑寒热邪气；坚筋骨，长肌肉，倍力；金疮肿；解毒。久服轻身延年。生川谷。
译　文	甘草，味甘，性平。主治五脏六腑因寒热而引起的各种病邪；能够强健筋骨，促进肌肉生长，增强体力；消除刀枪所致的疮肿；还能解毒。长期服用甘草，可以使人感觉身体轻盈，有助于延长寿命。甘草通常生长在山坡、沟壑等自然环境中。

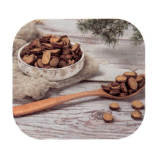

食疗方

甘草茶

材料： 甘草 10 克，冰糖 15 克。

做法： 砂锅中加适量水烧开，放入甘草、冰糖，小火煮 20 分钟即可。

功效： 补脾益气，清热解毒，祛痰止咳，清咽利嗓。

甘草桂枝茶

材料： 炙甘草 8 克，桂枝 5 克。

做法： 杯中放入炙甘草、桂枝，加适量开水，闷泡 5 分钟即可。

功效： 调理风寒表证及用于肩背肢节酸疼、胸痹痰饮、食欲不佳等症。

药治方

伤寒心悸

配方： 甘草 60 克。

用法： 将上药水煎取汁，温服。

儿童遗尿

配方： 甘草头适量。

用法： 用甘草头煎汤，每晚临睡前服用。

舌肿塞口

配方： 甘草适量。

用法： 将上药水煎浓汤，热汤漱口，随后吐出涎汁。

肺热喉痛有痰

配方： 甘草（炒）60 克，桔梗（米泔水浸一夜）30 克。

用法： 将上药拌匀，每次取 15 克，加适量阿胶，水煎温服。

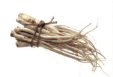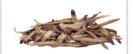

干地黄

别 名
地髓。

性味归经
味甘、苦，微寒。归心、肝、肾经。

花 味苦，性寒，无毒。
治肾虚、腰脊疼痛。

叶 味苦，性寒，无毒。
主恶疮似癞。

功　效	清热生津，凉后，止血。
主　治	热病烦渴、内热消渴、骨蒸劳热等症。
使用禁忌	脾虚泄泻、胃寒食少、胸膈有痰者慎服。

原　文	干地黄，味甘，寒。主折跌绝筋；伤中，逐血痹，填骨髓，长肌肉；作汤除寒热积聚，除痹；生者尤良。久服轻身不老。一名地髓。生川泽。
译　文	干地黄，味甘，性寒。主治跌打损伤、骨折筋断、内脏受损；能够驱散瘀血、滋养骨髓，促进肌肉生长。将干地黄煮成汤剂服用，可以消除体内的寒热积聚，缓解各种痹证，生地黄效果更佳。长期服用干地黄，还能使人感觉身体轻盈，延缓衰老。它还有一个别名叫作地髓，通常生长在河流、湖泊附近的湿润地带。

药治方

月经不调

配方： 熟地黄 250 克，当归 62 克，黄连 31 克。

用法： 将上药放入酒中浸泡一夜，取出焙干研成末状，加炼蜜制成如梧桐子大小的丸剂，取 70 丸，用米汤或者温酒送服。

妊娠胎动

配方： 生地黄适量。

用法： 将上药捣汁煎开，加入 1 枚鸡蛋白，拌匀后服下。

吐血便血

配方： 地黄汁 600 毫升，牛皮胶 31 克。

用法： 将地黄汁用铜器煮开，加入牛皮胶，待化开后，加入 60 毫升姜汁，分 3 次服用。

跌打损伤

配方： 生地黄汁 3 升。

用法： 将上药加 1500 毫升酒，煮成 2500 毫升，分 3 次服用。

术

别 名
山蓟。

性味归经
味苦，性温。白术归脾、胃经，苍术归脾、胃、肝经

叶 味甘，性温，无毒。治风寒湿痹，死肌，痉，疸。

根 味甘，性温，无毒。止汗，消食，除热。

小贴士：术是白术和苍术的合称。虽然二药皆有健脾、燥湿功能，但白术以补气健脾为主，为补脾要药；苍术以苦温燥湿为主，为运脾要药。

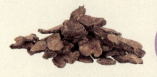

白术

性味：味甘，性温，无毒。
功效：补脾，益胃，利水，止汗，安胎。
主治：脾胃气弱、不思饮食、倦怠少气、泄泻等症。

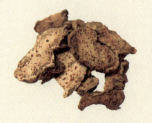

苍术

性味：味苦，性温，无毒。
功效：健脾，燥湿，解郁，辟秽。
主治：湿盛困脾、倦怠嗜卧等症。

功 效	健脾益气，燥湿利水，止汗，安胎。
原 文	术，味苦，温。主风寒湿痹，死肌，痉，疸；止汗；除热；消食，作煎饵。久服轻身延年，不饥。一名山蓟。生山谷。
译 文	术，味苦，性温。主治由风寒湿邪引起的关节痹痛、肌肉萎缩无力、痉挛抽搐以及黄疸等症状；还有止汗、清除体内热邪的功效；能促进消化，增强食欲，常被用来制作成药膳或煎剂服用。长期服用术，据说可以使身体轻盈，延年益寿，减少饥饿感。它还有一个别名叫作山蓟，通常生长在山谷之中。

药治方

湿热下注

配方： 黄柏（炒）、苍术（米泔水浸、炒）各 15 克。
用法： 将上药研成细粉，每次取 3~5 克，以水送服。

四肢肿满

配方： 白术 93 克。
用法： 每次取 15.6 克白术捣碎，加入 3 枚大枣，以水煎服，每日 3~4 次。

产后呕吐

配方： 白术 37 克，生姜 46 克。
用法： 将上药加酒和水各 2 升，煎取 1 升汁液，分 3 次温服。

脾虚泄泻

配方： 白术 15 克，白芍药 31 克。
用法： 将上药研为细末，加入米饭制成梧桐子般大小的丸剂，每次取 50 丸，用米汤送服。每日 2 次，冬季加肉豆蔻煨成末。

菟丝子

别　名

菟芦、菟丝实、吐丝子。

性味归经

味甘，性温。归肝、肾、脾经。

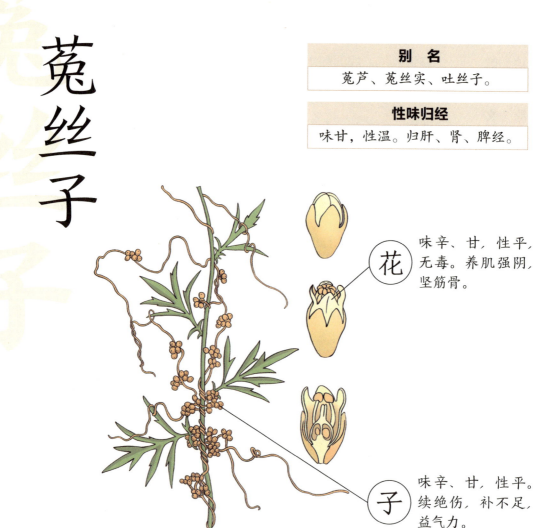

花
味辛、甘，性平，
无毒。养肌强阴，
坚筋骨。

子
味辛、甘，性平。
续绝伤，补不足，
益气力。

功　效	补肾益精，养肝明目，固胎止泄。
主　治	腰膝酸痛、阳痿遗精、遗尿尿频、肝肾不足等症。
配伍禁忌	不宜与降压药利舍平、降压灵等合用。

使用禁忌	阴虚火旺、大便燥结、小便短赤者不宜服用。
原　文	菟丝子，味辛，平。主续绝伤；补不足，益气力，肥健人；汁去面䵟。久服明目，轻身延年。一名菟芦。生川泽。
译　文	菟丝子，味辛，性平。主要功效为续补极度虚损；滋补身体不足，增强体力，使人身体健壮；其汁液还能去除面部皮肤上的黑斑或暗沉。长期服用菟丝子，有助于改善视力，使人身体轻盈，并有延年益寿的功效。它还有一个别名叫作菟芦，通常生长在水边的湿地或沼泽地带。

药治方

消渴不止

配方：菟丝子适量。
用法：将上药水煎取汁，适度饮用，温服为宜。

心肾不足

配方：菟丝子、麦门冬各等份。
用法：将上药研为末，加蜜制成如梧桐子般大小的丸剂，每次取 70 丸，以盐汤送服。

小便淋漓

配方：菟丝子适量。
用法：将上药煮汁饮服。

身、面浮肿

配方：菟丝子 400 克。
用法：将上药放入 5 升酒中浸泡两三夜，每次饮用 1 升，一日 3 次，直至肿消。

牛膝

别 名
百倍、怀牛膝、川牛膝等。

性味归经
味苦、甘、酸，性平。归肝、肾经。

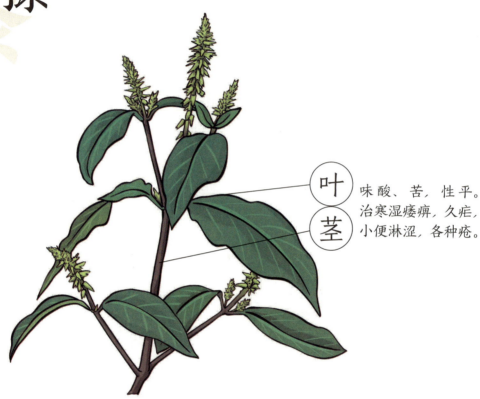

叶
茎

味酸、苦，性平。
治寒湿痿痹，久疟，
小便淋涩，各种疮。

功　效	补肝肾，强筋骨，逐瘀通经，引血下行。
主　治	淋病、尿血、跌打损伤等症。
使用禁忌	孕妇及月经过多者忌用。

原　文	牛膝，味苦，酸，平。主寒湿痿痹，四肢拘挛，膝痛不可屈；逐血气；伤热火烂；堕胎。久服轻身耐老。一名百倍，生川谷。
译　文	牛膝，味苦、酸，性平。主治因寒湿引起的肢体痿弱无力、关节痹痛，以及四肢因寒湿而拘挛不伸、膝盖疼痛到难以屈伸的症状；它还有利于血液循环，排除瘀血；对于因热毒或火伤导致的皮肤溃烂也有治疗作用；还有堕胎功效。长期服用牛膝，可以使人身体轻盈，延缓衰老。牛膝又叫作百倍，生长在山川河谷之中。

药治方

牙齿疼痛
配方： 牛膝适量。
用法： 将上药研末含漱。也可将牛膝烧灰敷在患处。

产后尿血
配方： 川牛膝适量。
用法： 将上药以水煎服。

口舌疮烂
配方： 牛膝适量。
用法： 用牛膝浸酒含漱，也可煎饮。

消渴不止，下元虚损
配方： 牛膝156克，生地黄汁5升。
用法： 将牛膝研细，放入5升生地黄汁中浸泡。日晒夜浸，直至汁尽。加蜜制成梧桐子般大小的丸剂，每次取30丸，空腹用温酒送服。

茺蔚子

别　名
益母、益明、大札、坤草等。

性味归经
味辛、苦，性微寒。归心、肝、膀胱经。

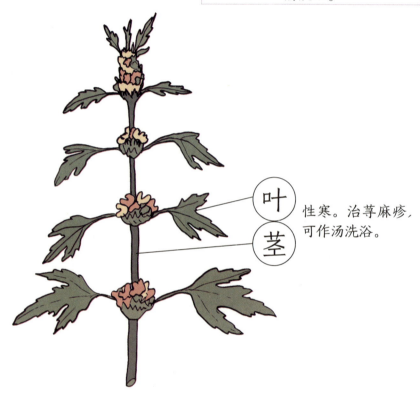

叶

茎

性寒。治荨麻疹，可作汤洗浴。

功　效	活血调经，清肝明目。
主　治	月经不调、胎漏难产、胞衣不下等症。
配伍禁忌	茺蔚子有小毒，大量服用可发生中毒。

使用禁忌	阴虚血少、月经过多者忌服。
原　文	茺蔚子，味辛，微温。主明目，益精，除水气。久服轻身。茎，主瘾疹痒，可作浴汤。一名益母，一名益明，一名大札。生池泽。
译　文	茺蔚子，味辛，性微温。主要功效是明目、益精，除水湿邪气。长期服用，可以使人感觉身体更加轻盈。它的茎部主治瘾疹引起的皮肤瘙痒，可以煎成汤剂擦洗身体。茺蔚子又叫作益母、益明、大札，通常生长在池塘或水泽边。

药治方

带下赤白

配方：益母草适量。
用法：益母草开花时采集，捣为末，每次服6克，饮前用温汤送下。

赤白杂痢

配方：益母草（晒干）、陈盐梅（烧存性）各等份。
用法：将上药研为末，每次服9克。白痢用干姜汤送服，赤痢用甘草汤送服。

痔疮便血

配方：鲜益母草叶适量。
用法：将益母草叶捣汁服用。

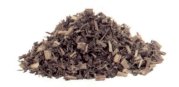

女萎

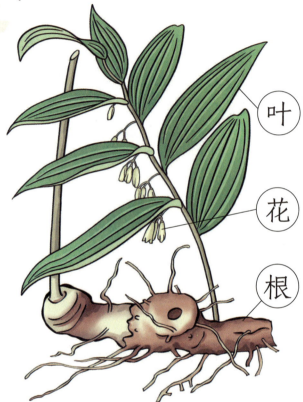

叶 味甘，性平，无毒。消除面部的黑色斑点或暗沉，使人容颜焕发，肌肤滋润，有光泽。

花 味甘，性平，无毒。补中益气。

根 味甘，性平，无毒。主治中风发热，身体不能动弹。

功　效	滋阴解表，除烦止渴。
主　治	风湿痹证及吐泻、痢疾、腹痛肠鸣等症。
使用禁忌	阴虚者不宜用。

原　文	女萎（萎蕤），味甘，平。主中风；暴热不能动摇，跌筋结肉，诸不足。久服，去面黑皯，好颜色，润泽，轻身，不老。一名左眄。生山谷。
译　文	女萎（萎蕤），味甘，性平。主治中风，热晒中暑而身体不能活动，筋肉凝结、肌肉萎缩，身体虚弱不足。长期服用女萎，可以消除面部的黑色斑点或暗沉，使皮肤变得光滑细腻，容颜焕发、肌肤滋润、有光泽，还能使人身体轻盈，延缓衰老。它还有一个别名叫作左眄，通常生长在山谷之中。

百合玉竹粥

食疗方

材料： 百合 15 克，玉竹 15 克，粳米 100 克，白糖适量。

做法： 百合、玉竹用清水浸泡半小时。锅中加适量水，放入粳米煮粥，大火烧开后加入玉竹和百合。煮至粥稠米烂，加白糖调味即可。

功效： 清热润肺，生津止渴。

药治方

目赤涩痛	**配方：** 玉竹、赤芍、当归、黄连各等份。 **用法：** 将上药煎汤熏洗。

发热口干，小便涩	**配方：** 玉竹 155 克。 **用法：** 将上药以水煎服。

惊痫后虚肿	**配方：** 玉竹、葵子、龙胆、茯苓、前胡各等份。 **用法：** 将上药研为末，每次服 3 克，水煎服。

麦门冬

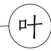

叶 味甘，性平，无毒。去心热，止烦热，治寒热体劳。

根 味甘，性平，无毒。主治心腹结气、伤中伤饱、胃络脉绝。

功　效	养阴生津，润肺清心。
主　治	肺燥干咳、津伤口渴、心烦失眠、内热消渴等症。
配伍禁忌	恶款冬花、苦瓜，畏苦参、青葙子、木耳，忌鲤鱼、鲫鱼。
使用禁忌	虚寒泄泻、湿浊中阻、风寒或寒痰咳喘者均禁服。
原　文	麦门冬，味甘，平。主心腹结气伤中，伤饱胃络脉绝，羸瘦短气。久服轻身，不老，不饥。生川谷及堤阪。
译　文	麦门冬，味甘，性平。主治心腹郁结不畅引起的气伤，饮食过饱伤胃导致胃络脉不通畅，身体瘦弱、体虚气短。长期服用麦门冬，可以使人感觉身体轻盈，有助于延缓衰老，甚至能减少饥饿感。麦门冬生长在河谷地带以及堤岸斜坡上。

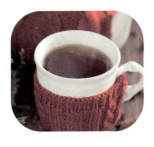

麦冬茶

材料： 麦冬 10 克。

做法： 杯中放入麦冬，加入适量开水，冲泡 15 分钟即可。

功效： 滋阴润燥，润肺止咳，降血压。

麦冬竹茹茶

材料： 麦冬 20 克，竹茹 3 克。

做法： 砂锅中加适量水烧开，加竹茹、麦冬煮 15 分钟即可。

功效： 养阴润肺，益胃生津，清热化痰。

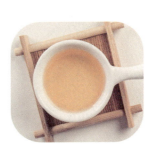

药治方

吐血、衄血

配方： 麦门冬（去心）500 克。

用法： 将上药捣烂取汁，加蜜 300 毫升，调匀，分 2 次服下。

齿缝出血

配方： 麦门冬适量。

用法： 将上药煎汤漱口。

咽喉生疮

配方： 麦门冬 31 克，黄连 15.5 克。

用法： 将上药研为末，加炼蜜做成丸子，如梧桐子般大小。每服 20 丸，麦门冬煎汤送下。

下痢口渴

配方： 麦门冬（去心）93 克，乌梅肉 20 个。

用法： 将上药搓细，加水一升，煮成 700 毫升，缓慢饮下。

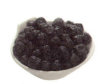
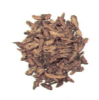
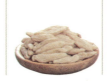
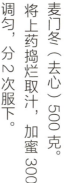
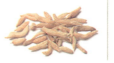

独活

性味归经

味辛、苦，性微温。归肾、膀胱经。

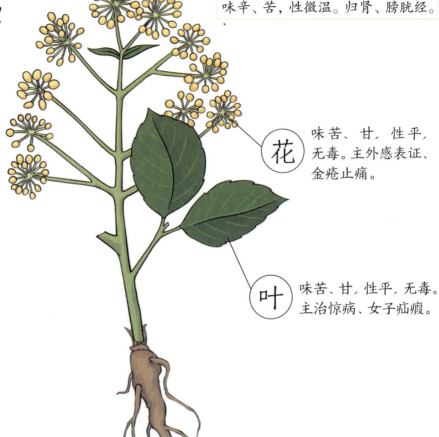

花 味苦、甘，性平，
无毒。主外感表证、
金疮止痛。

叶 味苦、甘，性平，无毒。
主治惊病、女子疝瘕。

功 效	疏风解毒，活血祛瘀，散寒止痛。
主 治	风寒湿痹、腰膝酸痛、头痛齿痛。
使用禁忌	内服量不宜过大，阴虚血燥者慎服。

原 文	独活，味苦，平。主风寒所击；金疮止痛；贲豚；痫痓，女子疝瘕。久服轻身耐老。一名羌活，一名羌青，一名护羌使者。生川谷。
译 文	独活，味苦，性平。主治风寒侵袭引起的各种不适，对于金属创伤有较好的止痛效果，还能缓解贲豚病，对于痫痓和女子疝瘕症也有治疗作用。长期服用独活，可以使人身体轻盈，延缓衰老。独活又叫作羌活、羌青、护羌使者，通常生长在山谷之中。

药治方

妊妇浮肿

配方： 羌活、萝卜子各适量。
用法： 将上药一同炒香，取羌活研成细末。每次取 6 克，用温酒送服。第一天服用 1 次，第二天服用 2 次，第三天服用 3 次。

喉闭口噤

配方： 羌活 93 克，牛蒡子 62 克。
用法： 将上药水煎取汁，加入少许白矾服用。

历节风痛

配方： 独活、羌活、松节各等份。
用法： 将上药用酒煮过，每天空腹饮 120 毫升。

产后虚风

配方： 独活、白鲜皮各 93 克。
用法： 将上药加水 3 升，煮成 2 升，分 3 次服。能喝酒者可加酒同煮。

車前子

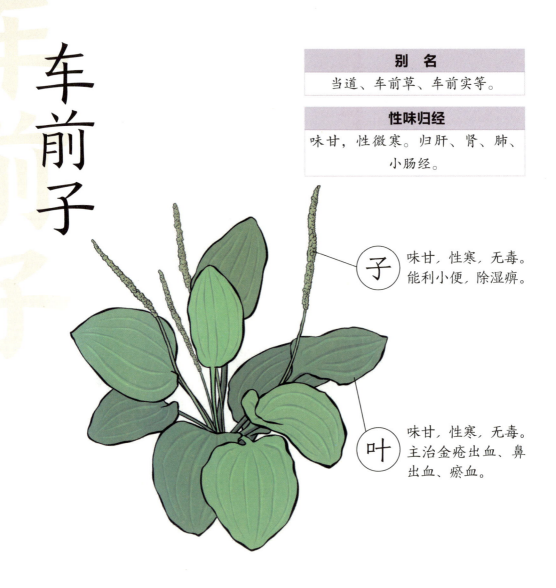

别 名
当道、车前草、车前实等。

性味归经
味甘，性微寒。归肝、肾、肺、小肠经。

子 味甘，性寒，无毒。能利小便，除湿痹。

叶 味甘，性寒，无毒。主治金疮出血、鼻出血、瘀血。

功　效	清热利尿，凉血，祛痰，解毒。
主　治	水肿胀满、热淋涩痛、暑湿泄泻、目赤肿痛等症。
使用禁忌	肾虚精滑、寒证者与孕妇忌服。

原文	车前子，味甘，寒。主气癃，止痛，利水道小便，除湿痹。久服轻身耐老。一名当道。生平泽。
译文	车前子，味甘，性寒。主治因气滞导致的小便不通畅（气癃），能缓解疼痛，有通水道、利尿的作用，还能祛除湿痹。长期服用车前子，有助于身体轻盈，延缓衰老。它还有一个别名叫作当道，喜欢生长在平坦而湿润的地方。

车前子粥

食疗方

材料：茯苓粉、车前子各30克，粳米60克，白糖适量。

做法：用纱布将车前子包好，煎半小时，去药包留汁。锅中放入粳米，倒入药汁、茯苓粉，加适量水煮粥。煮至粥稠米烂，加适量白糖调味。

功效：利水渗湿，清热健脾。适用于治疗小便不利、水肿、湿热下注引起的腹泻等。

药治方

小便不通	**配方：**车前草500克。 **用法：**将上药加水3升，煎取1.5升，分3次服。
小便尿血	**配方：**车前草适量。 **用法：**将上药捣汁500毫升，空腹服。
刀伤出血	**配方：**车前草适量。 **用法：**将上药捣烂外敷于患处。
小便血淋作痛	**配方：**车前草适量。 **用法：**将上药晒干研成细末，每次取6克，以车前叶煎汤送服。

木香

木香

别 名
云木香、广木香等。

性味归经
味辛、苦，性温。归脾、胃、大肠经。

花　味辛，性温，无毒。消毒，杀鬼精物、温疟蛊毒。

叶　味辛，性温，无毒。治恶露淋漓。久服能安神。

根　味辛，性温，无毒。主邪气，辟毒疫温鬼，强志。

功　效	行气止痛，健脾消食。
主　治	腹痛、泻痢等症。
使用禁忌	脏腑燥热、阴虚津亏者禁服。

原 文	木香，味辛，温。主邪气，辟毒疫温鬼；强志，主淋露。久服不梦寤魇寐。生山谷。
译 文	木香，味辛，性温。主要用于驱散体内的邪气，避除毒气、瘟疫以及不祥之气；它还能增强人的记忆力，对治疗因湿邪引起的小便淋漓不尽等症状也有帮助。长期适量服用木香，可以减少做噩梦或梦中惊醒的情况，让睡眠更加安稳。木香自然生长在山谷之中。

药治方

胃气闷胀，不思饮食

配方： 青木香、诃子皮各 620 克。

用法： 将上药捣烂筛过，加糖做成梧子大的丸子，每次空腹服 30 丸。热盛者用牛乳送服，寒盛者用酒送服。

心气刺痛

配方： 青木香 31 克，皂角（炙）31 克。

用法： 将上药共研为末，调糊做成梧桐子大的丸剂，每次服 50 丸，用白开水送下。

气滞腰痛

配方： 青木香、乳香各 6 克。

用法： 将上药用酒浸，再置于饭上蒸，均以酒调服。

一切痢疾

配方： 木香 1 块（方圆 1 寸），黄连 15.5 克。

用法： 将上药用水半升同煎干。将黄连去掉，单取木香，切成薄片，焙干后研为末，分 3 次服。第一服用橘皮汤送下，第二服用米汤送下，第三服用甘草汤送下。

薯蓣

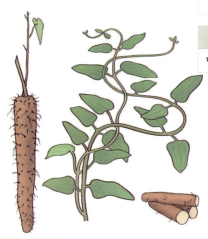

薯蓣

别 名
山药、土薯、山薯蓣、怀山药、淮山等。

性味归经
味甘，性平。归脾、肺、肾经。

功 效	补脾养胃，生津益肺，补肾涩精。
主 治	脾虚食少、久泻不止、肺虚喘咳、肾虚遗精、带下等症。
配伍禁忌	恶甘遂，与海螵蛸、龙骨、牡蛎、瓦楞子等碱性药物合用会降低药效。
使用禁忌	湿盛中满或有实邪、积滞者禁服。
原 文	薯蓣，味甘，温。主伤中，补虚羸，除寒热邪气。补中，益气力，长肌肉。久服耳目聪明，轻身，不饥，延年。一名山芋。生山谷。
译 文	薯蓣，味甘，性温。主治体内损伤，能改善体弱虚损，消除体内寒热邪气；能补中益气，增强体力，促进肌肉生长。长期服用可使人耳聪目明，身体轻盈，减少饥饿感，并且有延年益寿的效果。薯蓣又叫作山芋，通常生长在山间的谷地里。

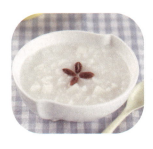

山药粥

材料：大米 150 克，山药 80 克。

做法：将山药切丁，与大米熬粥，待粥稠米烂后，点缀上枸杞即可。

功效：补脾养胃，生津益肺，补肾涩精。

玉米山药糊

材料：山药 90 克，玉米粉 100 克。

做法：山药切小块；玉米粉调成糊状；锅中加适量水烧开，放入山药丁拌匀，倒入玉米糊，边倒边搅拌，中火煮约 3 分钟，至食材熟透即可。

功效：益气养阴，补脾益肾。

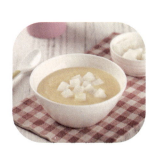

药治方

小便频数

配方：薯蓣（矾水煮过）、白茯苓各等份。

用法：将上药研成末，每次取 6 克，用温水送服。

湿热虚滞

配方：薯蓣、白术各等份。

用法：将上药加饭做成丸剂，以米汤送服。

肿毒初起

配方：带泥薯蓣、蓖麻子、糯米各等份。

用法：将上药用水泡过，研成细末状，涂在患处即可。

脾胃虚弱、没有胃口

配方：薯蓣、白术各 31 克，人参 23 克。

用法：将上药共研为末，加水和面糊制成梧桐子般大小的丸剂，每次取 40~50 丸，米汤送服。

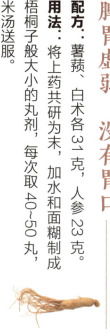

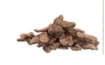

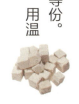

薏苡仁

别 名
薏米、米仁、薏仁、解蠡等。

性味归经
味甘、淡，性凉。归脾、肺、肾经。

叶 煎水饮，味道清香，益中空膈。

仁 味甘，性微寒，无毒。主筋急拘挛、不能屈伸、风湿久痹，可降气。

功　效	利水消肿，健脾祛湿，舒筋除痹，清热排脓。
主　治	水肿、脚气、小便不利、湿痹拘挛等症。
配伍禁忌	忌加碱同煮。
使用禁忌	孕妇慎用。
原　文	薏苡仁，味甘，微寒。主筋急拘挛，不可屈伸，风湿痹；下气；久服轻身益气。其根，下三虫。一名解蠡。生平泽及田野。
译　文	薏苡仁，味甘，性微寒。主治因筋骨拘挛导致的身体不能自由屈伸，风湿引起的关节疼痛和麻木，具有使湿气下行的功效。长期服用薏苡仁，可以使人感到身体轻盈，补益气血。薏苡仁的根部能驱除蛔虫、赤虫、蛲虫等寄生虫。它还有一个别名叫作解蠡，通常生长在湿润的沼泽地带以及田野之中。

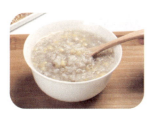

薏苡仁粥

材料： 薏苡仁 15~30 克，粳米 50 克。

做法： 砂锅放入薏苡仁、粳米，加适量水煮粥。

功效： 健脾祛湿。

冬瓜薏苡仁煲鸡汤

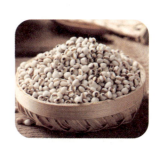

材料： 土鸡块、冬瓜块各 100 克，丹参、薏苡仁、红枣、生地、绿豆、白茅根、莲子各适量。

做法： 砂锅中加适量水，加入上述食材煲汤即可。

功效： 利水消肿，清热解暑，健脾祛湿。

药治方

风湿身疼

配方： 麻黄 93 克，杏仁 20 枚，甘草、薏苡仁各 31 克。

用法： 将上药加水 4 升，煮成 2 升，分 2 次服用。

水肿喘急

配方： 郁李仁 93 克，薏苡仁适量。

用法： 将郁李仁研细，以水滤汁，煮薏苡仁饭，一天吃 2 次。

肺痿咳吐脓血

配方： 薏苡仁 310 克。

用法： 将上药捣破，加水 3 升煎成一升，加酒少许服下。

虫牙疼痛

配方： 薏苡仁、桔梗各等份。

用法： 将上药研成末状，点敷在患处。

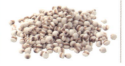
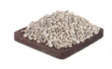
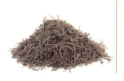

泽泻

小贴士：本品气微、味微苦。选购时以切面色黄白、粉性足者为佳。生用或盐水炙用。

别　名
水泻、芒芋、鹄泻、生池泽等。

性味归经
味甘、淡，性寒。归肾、膀胱经。

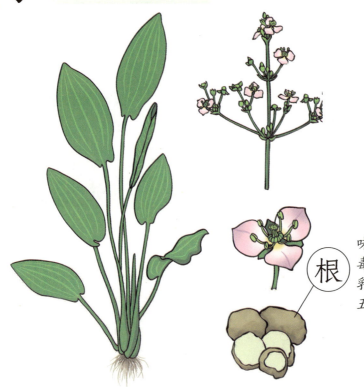

味甘，性寒，无毒。主风寒湿痹、乳汁不通，可滋养五脏，益气力。

根

功　效	利小便，清湿热。
主　治	小便不利、水肿胀满、呕吐等症。
配伍禁忌	畏海蛤、文蛤，忌铁，不宜与紫菜、海带、菠菜等含铁丰富的食品同用。

使用禁忌	肾虚精滑、无湿热者禁服。
原　文	泽泻，味甘，寒。主风寒湿痹，乳难；消水，养五脏，益气力，肥健，久服耳目聪明，不饥，延年，轻身，面生光，能行水上。一名水泻，一名芒芋，一名鹄泻。生池泽。
译　文	泽泻，味甘，性寒。主治因风寒湿邪引起的关节痹痛，分娩困难；能消除体内多余水分，滋养五脏六腑，增加气力，强健体魄。长期服用泽泻，可以使人耳聪目明，减少饥饿感，延年益寿，身体轻盈，面部焕发光泽，免受水湿之气侵害。泽泻也叫水泻、芒芋、鹄泻，通常生长在池塘或沼泽等湿地环境。

药治方

水湿肿胀

配方： 白术、泽泻各 30 克。
用法： 将上药研成末状，或制成丸剂，每次取 9 克，以茯苓汤送服。

心下有支饮，苦于晕眩

配方： 泽泻 15 克，白术 6 克。
用法： 将上药水煎取汁，分 2 次服用。

冒暑霍乱，小便不利

配方： 泽泻、白术、白茯苓各 9 克。
用法： 将上药加水 240 毫升，姜 5 片，灯心草 10 根，煎至八成，温服。

小便淋漓，虚劳，膀胱气滞

配方： 泽泻 30 克，赤茯苓、木通各 30 克，牡丹皮、桂心、榆白皮、甘草、白术各 1 克。
用法： 将上药研成末，每次取 10 克，饭前温服。

远志

别 名

益智仁、棘菀、细草、葽绕、苦远志等。

性味归经

味辛、苦，性温。归心、肾、肺经。

叶 味甘，性寒，无毒。益精补阴，止虚损梦泄。

小贴士：本品气微，味苦、微辛，嚼之有刺喉感。选购时以色灰黄、肉厚、去净木心者为佳。生用或炙用。

功 效	安神益智，祛痰，消肿。
主 治	惊悸、健忘、梦遗、失眠、咳嗽多痰等症。
配伍禁忌	畏珍珠、藜芦、蜚蠊、齐蛤、蛴螬，忌食生冷、黏腻、刺激性大的食物。

使用禁忌	凡实热或痰火内盛者，以及有胃溃疡或胃炎者慎用。
原　文	远志，味苦，温。主咳逆伤中，补不足，除邪气；利九窍，益智慧，耳目聪明，不忘，强志，倍力。久服轻身不老。叶，名小草，一名棘菀，一名葽绕，一名细草。生川谷。
译　文	远志，味苦，性温。主治咳嗽气逆，能补气虚不足，驱散体内的邪气；通利九窍，安神益智，使人耳聪目明，记忆力提升，体力增强。长期服用远志，可以使人感觉身体轻盈，延缓衰老。远志的叶子也被称为小草，又叫作棘菀、葽绕、细草。它通常生长在山谷河流附近的地方。

药治方

喉痹作痛
配方： 远志适量。
用法： 将上药研为末，吹扑于痛处，以涎出为度。

善忘、心孔昏塞
配方： 远志适量。
用法： 将上药研成末，冲服。

七情内郁
配方： 远志适量。
用法： 将上药用米泔浸洗，去心研为末，每次取9克，以一盏温酒调用，澄少顷饮其清，以滓敷患处。

脑风疼痛
配方： 远志适量。
用法： 将上药研成末，吸入鼻中。

龙胆

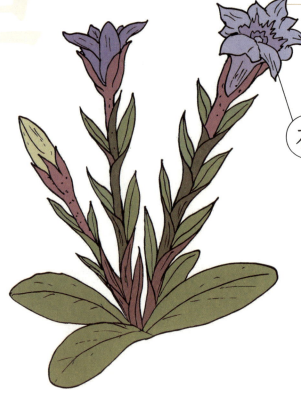

别　名

陵游、草龙胆、龙胆草、苦龙胆草等。

性味归经

味苦，性寒。归肝、胆经。

花　味苦、涩，性大寒，无毒。治小儿壮热骨热、时疾热黄、痈肿口疮。

小贴士：主产于云南。春、秋二季采挖，洗净，干燥，切段。选购时以色黄或色黄棕色为佳。生用。

功　效	清热燥湿，泻肝胆火。
主　治	湿热黄疸、阴肿阴痒、带下、湿疹瘙痒等症。
使用禁忌	脾胃虚寒者不宜用，阴虚津伤者慎用。

原　文	龙胆，味苦，寒。主骨间寒热，惊痫邪气；续绝伤，定五脏；杀蛊毒。久服益智不忘，轻身耐老。一名陵游。生山谷。
译　文	龙胆，味苦，性寒。主治骨骼间隙中的寒热不适，由惊吓引发的痫病或邪气入侵；能续折伤，安定五脏六腑，杀灭蛊毒。长期适量服用龙胆能增强智力，使人记忆力提高，不易遗忘，还有助于身体轻盈，延缓衰老。龙胆又叫陵游，通常生长在山谷之中。

药治方

伤寒发狂
配方：龙胆草 6 克。
用法：将上药研细，加入鸡蛋清、蜂蜜，化凉开水服。

四肢疼痛
配方：山龙胆根适量。
用法：将上药切细，用生姜汁浸泡一夜以去其性，然后焙干，捣为末，水煎 1 勺，温服。

咽喉热痛
配方：龙胆适量。
用法：将上药磨水服。

蛔虫攻心，刺痛，吐清水
配方：龙胆 31 克。
用法：将上药去头锉碎，加水两碗，煮至一碗，头天晚上禁食，第二天清晨将药一次服完。

细辛

细辛

别　名
北细辛、小辛、独叶草、金盆草等。

性味归经
味辛，性温。归肺、肾、心经。

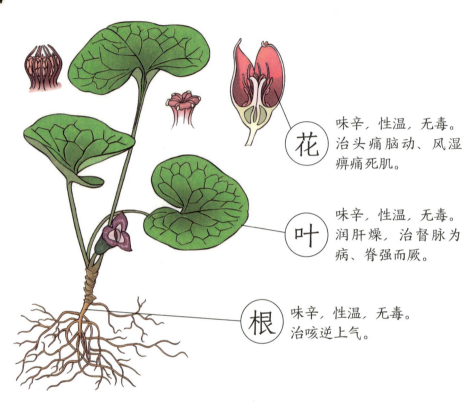

花 味辛，性温，无毒。治头痛脑动、风湿痹痛死肌。

叶 味辛，性温，无毒。润肝燥，治督脉为病、脊强而厥。

根 味辛，性温，无毒。治咳逆上气。

功　效	祛风散寒，通窍止痛，温肺化饮。
主　治	风寒感冒、头痛牙痛、鼻塞鼻渊等症。
配伍禁忌	不宜与藜芦同用。

使用禁忌	有小毒，适量应用。阴虚阳亢头痛、肺燥伤阴干咳者忌用。
原　文	细辛，味辛，温。主咳逆，头痛脑动，百节拘挛，风湿，痹痛，死肌。久服明目，利九窍，轻身长年。一名小辛。生山谷。
译　文	细辛，味辛，性温。主治咳嗽、气喘不顺、头痛眩晕；还可用于全身关节拘挛抽搐，风湿引起的麻痹和疼痛、肌肉坏死。长期服用细辛，可以明目，通利九窍，使身体轻盈，延年益寿。细辛又叫小辛，通常生长在山谷之中。

药治方

口舌生疮
配方：细辛、黄连各等份。
用法：将上药研成末，搽抹于患处，漱去涎汁。如果是小儿口疮，可用醋调细辛末贴在肚脐。

牙齿肿痛
配方：细辛适量。
用法：将上药煎成浓汁，漱口多次，热含冷吐。

中风，不省人事
配方：细辛适量。
用法：将细辛研末，吹入鼻中。

虚寒呕哕，饮食不下
配方：细辛去叶 15.5 克，丁香 7.5 克。
用法：将上药共研为末，每次用柿蒂汤送服 3 克。

石斛

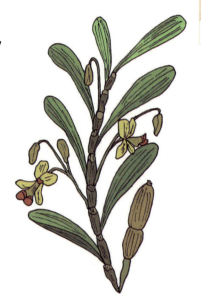

性味归经

味甘，性微寒。归胃、肾经。

小贴士：全年均可采收，鲜用者除去根和泥沙；干用者采收后，除去杂质，用开水略烫或烘软，再边搓边烘晒，至叶鞘搓净，干燥。选购时以色黄、有光泽、质柔韧者为佳。

功　效	益胃生津，养肝明目，强筋健骨。
主　治	热病伤津、口干烦渴、病后虚热等症。
使用禁忌	温热病早期阴未伤者、湿温病未化燥者、脾胃虚寒者均禁服。
原　文	石斛，味甘，平。主伤中；除痹，下气；补五脏虚劳羸瘦，强阴。久服厚肠胃，轻身延年。一名林兰。生山谷。
译　文	石斛，味甘，性平。主治中气损伤；消除痹证，下沉胸膈之气；补五脏虚劳损伤、身体羸弱消瘦，并能增强身体的阴液。长期服用石斛，可以强健肠胃功能，使身体轻盈，有助于延年益寿。石斛又叫作林兰，通常生长在山谷之中。

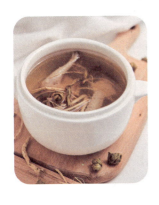

食疗方

石斛鸭汤

材料： 铁皮石斛 15 克，鸭肉 500 克，生姜、盐各适量。

做法： 将食材处理干净，鸭肉切块焯水捞出。将鸭肉块、石斛、姜片放入砂锅，加适量水熬汤，待汤成后，加适量盐调味即可。

功效： 滋阴清热，补肾养胃。

石斛凉瓜煲排骨

材料： 铁皮石斛 15 克，排骨 500 克，凉瓜 120 克，生姜、盐各适量。

做法： 将食材处理干净，排骨切块焯水捞出。将所有食材放入砂锅，加适量水熬汤，待汤成后，加适量盐调味即可。

功效： 滋阴清热，解暑清热。

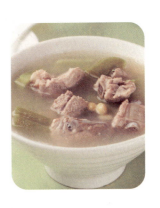

药治方

温热有汗，风热化火

配方： 鲜石斛 9 克，连翘（去心）9 克，天花粉 6 克，鲜生地 12 克，麦冬（去心）12 克，参叶 2.4 克。

用法： 将上药以水煎服。

中消

配方： 鲜石斛 15 克，熟石膏 12 克，天花粉 9 克，南沙参 12 克，麦冬 6 克，玉竹 12 克，山药 9 克，茯苓 9 克，广皮 3 克，半夏 4.5 克。

用法： 将上药与甘蔗 93 克，煎汤代水。

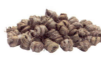

丹参

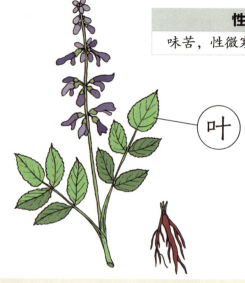

叶　性微寒，无毒。治
心腹疼痛、肠鸣。

功　效	活血祛瘀，通心包络，治疝气痛。
主　治	心绞痛、月经不调、痛经等症。
配伍禁忌	反藜芦，忌醋与酸性食物。
使用禁忌	月经过多及无瘀血者忌服，孕妇慎服。
原　文	丹参，味苦，微寒。主心腹邪气，肠鸣幽幽如走水，寒热积聚；破癥除瘕；止烦满；益气。一名郄蝉草。生川谷。
译　文	丹参，味苦，性寒。主治心腹有邪气侵袭，肠鸣声连续不断，听起来像水流动，寒热引起的体内积聚；能破除癥瘕，止消烦闷，增强气力。丹参还有一个别名叫郄蝉草，通常生长在河流山谷中。

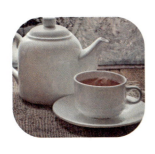

丹参茶

材料： 丹参 8 克。

做法： 杯中放入丹参，加适量开水，冲泡 15 分钟即可。

功效： 活血化瘀，促进血液循环，缓解疲劳和压力。

丹参鸡汤

材料： 丹参 15 克，红枣 3 个，老母鸡半只，猪瘦肉 50 克，生姜 3 片。

做法： 将所有食材放入炖盅，加入适量开水，炖煮 3 小时即可。

功效： 补气养血，活血祛瘀，调经安神。

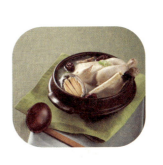

药治方

月经不调，产前胎动，产后恶露不净，腰脊痛

配方： 丹参适量。

用法： 将上药洗净切片，晒干研细。每次用温酒送服 6 克。

落胎下血

配方： 丹参 372 克。

用法： 将上药用酒 5 升，煮取 3 升。每次温服 10～15 毫升，每天 3 次。也可以用水煎服。

寒疝腹痛，和阴部牵引痛，小腹

配方： 丹参 31 克。

用法： 将上药研末，每次热酒送服 6 克。

小儿惊痫发热

配方： 丹参、雷丸各 15.5 克，猪油 62 克。

用法： 将上药一同煎沸，滤去渣，取汁收存。用时，摩小儿身体表面，每日 3 次。

沙参

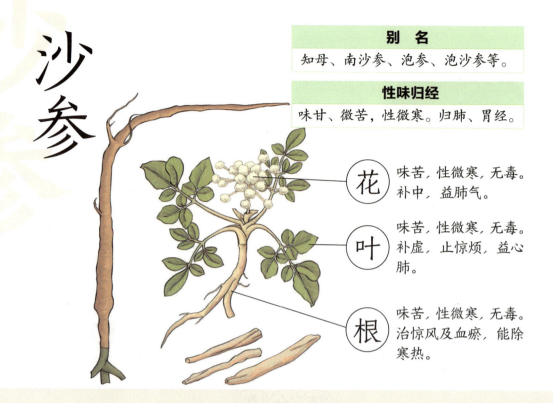

花 味苦，性微寒，无毒。补中，益肺气。

叶 味苦，性微寒，无毒。补虚，止惊烦，益心肺。

根 味苦，性微寒，无毒。治惊风及血瘀，能除寒热。

功 效	清肺化痰，养阴润燥，益胃生津。
主 治	肺热燥咳、阴虚劳嗽、干咳痰黏等症。
使用禁忌	风寒咳嗽者慎服。
原 文	沙参，味苦，微寒。主血积，惊气；除寒热，补中益肺气。久服利人。一名知母。生川谷。
译 文	沙参，味苦，性微寒。主治血瘀引起的病症，以及惊恐不安；能消除体内的寒热症状，具有补中益气的功效。长期服用沙参对人体有益。它还有一个别名叫知母，通常生长在河流的山谷地带。

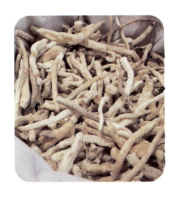

沙参银耳粥

材料： 沙参 50 克，银耳 50 克，粟米 50 克，冰糖 10 克。

做法： 沙参放入陶罐内，加入清井水，先煮 30~40 分钟。去沙参，放入银耳和粟米，再煮 1 小时。放入冰糖，再熬 10~15 分钟，即可食用。

功效： 滋阴生津，清热凉血，润肺止咳。

沙参淮山汤

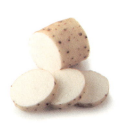

材料： 北沙参 15 克，淮山药 15 克，炒扁豆 12 克，莲子 10 克，白糖适量。

做法： 将上述食材放砂锅内，加适量水，熬汤即可。

功效： 补气养阴，健补脾胃。

肺热咳嗽

配方： 沙参 15.5 克。

用法： 将上药用水煎服。

突然患疝痛，小腹及阴中绞痛

配方： 沙参适量。

用法： 将上药捣筛研末，酒送服一克。

咽干痰黏

配方： 南沙参 9 克，麦冬 9 克，生甘草 6 克，玉竹 9 克。

用法： 将上药以水煎服。

妇女白带增多

配方： 沙参适量。

用法： 将上药研细，每次服 6 克，米汤送下。

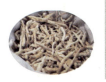
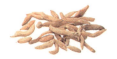

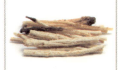

王不留行

别　名
不留行、奶米、王不留、麦蓝子等。

性味归经
味苦，性平。归肝、胃经。

功　效
行血通经，催生下乳，消肿敛疮。

主　治
妇女闭经、乳汁不通、难产等症。

使用禁忌
孕妇、血虚无瘀滞者均禁服。

原　文	王不留行，味苦，平。主金疮止血，逐痛出刺；除风痹，内寒。久服轻身耐老增寿。生山谷。
译　文	王不留行，味苦，性平。主治金属利器造成的创伤并止血，能消除疼痛，具有拔刺的功效；还能祛除风痹，治疗内寒。长期服用王不留行，可以使身体变得轻盈，延年益寿。这种草药通常生长在山谷之中。

药治方

头风白屑	**配方：** 王不留行、香白芷各等份。 **用法：** 将上药研末，干撒头皮上，第二天清晨梳去。
鼻血不止	**配方：** 鲜王不留行适量。 **用法：** 将上药连茎、叶阴干，煎成浓汁温服。
大便下血	**配方：** 王不留行适量。 **用法：** 将上药研末，每次取 3 克，温水送服。

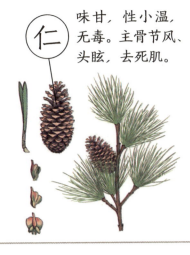

味甘，性小温，无毒。主骨节风、头眩，去死肌。

仁

松脂

别 名
松膏、松肪等。

性味归经
味苦，性温。归脾经。

功效主治
祛风，杀虫。治疥疮，皮癣。

原 文	松脂，味苦，温。主痈、疽、恶疮、头疡、白秃、疥瘙风气；安五脏，除热。久服轻身，不老延年。一名松膏，一名松肪。生山谷。
译 文	松脂，味苦，性温。主治痈、疽、恶疮、头部生疮溃疡、白秃病、疥疮，以及因风邪、湿气引起的皮肤瘙痒等。松脂还有安定五脏，清除体内热邪的功效。长期服用松脂，可以使人身体轻盈，有延缓衰老、延年益寿的作用。它也被称作松膏或松肪，通常生长在山谷之中。

药治方

风虫牙痛
配方： 松脂适量。
用法： 将上药在沸水中泡化，漱口痛即止。

疥癣湿疮
配方： 松脂适量。
用法： 将上药研末，加少许轻粉，先取油涂在疮面上，再撒上药末，几次即可见效。

妇女白带
配方： 松香 156 克。
用法： 将上药用 2 升酒煮干，捣烂，加酒、面糊做成如梧桐子大小的丸剂，每次取 100 丸，用温酒送服。

枸杞

枸杞子、杞根、地骨、枸忌等。

性味归经

味甘，性平。归肝、肾、肺经。

叶 治虚劳发热、烦渴、目赤昏痛、崩漏带下、热毒疮肿。

子 味苦，性寒。壮筋骨，耐老，除风，去虚劳，补精气。

功 效	补肾益精，养肝明目，补血安神。
主 治	肝肾亏虚、头晕目眩、腰膝酸软等。
使用禁忌	外邪实热、脾虚有湿及泄泻者忌服。
原 文	枸杞，味苦，寒。主五内邪气，热中消渴；周痹。久服坚筋骨，轻身不老。一名杞根，一名地骨，一名枸忌，一名地辅。生平泽。
译 文	枸杞，味苦，性寒。主治五脏六腑内的邪气，因内热引起的消渴；还可治全身的痹痛。长期服用枸杞可以强健筋骨，使身体轻盈，延缓衰老。枸杞又叫作杞根、地骨、枸忌、地辅，通常生长在平坦且湿润的地方。

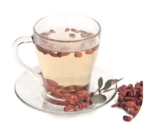

枸杞茶

材料： 枸杞 8 克。

做法： 杯中放入枸杞，加适量开水，冲泡 10 分钟即可。

功效： 降脂减肥，辅助降血糖。

枸杞桂圆粥

材料： 枸杞 10 克，桂圆肉 15 克，红枣 4 枚，粳米 100 克。

做法： 将枸杞、桂圆肉、红枣、粳米洗净，加水熬粥食用。

功效： 对血虚失眠者效果较好。

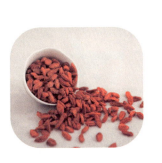

药治方

小便出血

配方： 鲜枸杞根适量。

用法： 将上药加水煎汁，每次取 240 毫升，加少量酒，饭前温服。

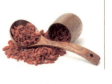

虚劳、目昏多泪、腿脚无力

配方： 甘州枸杞子适量。

用法： 将上药煮烂捣汁，与曲、米一起酿成酒，或装入袋中浸酒煮饮。

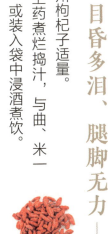

五劳七伤，房事衰退

配方： 枸杞叶 250 克。

用法： 将上药切细，加适量豉汁、粳米煮粥，每天服用。

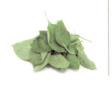

肾虚腰痛

配方： 枸杞根、杜仲、萆薢各 500 克。

用法： 将上药用 30 升酒浸泡，密封在土罐中，之后放锅内煮一天，常取饮服。

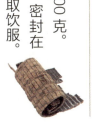

杜仲

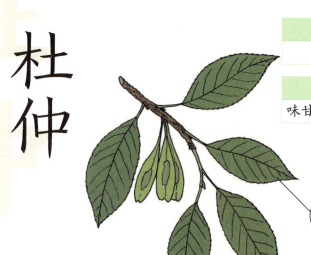

别 名
思仙、思仲、石思仙等。

性味归经
味甘、微辛，性温。归肝、肾经。

叶 味辛，性平，无毒。
壮筋骨，强意志。

功 效	益精气，壮筋骨，强意志，安胎。
主 治	腰脊酸疼、足膝痿弱、小便余沥等。
配伍禁忌	恶蛇皮、玄参。
使用禁忌	阴虚火旺者慎服。
原 文	杜仲，味辛，平。主腰脊痛；补中益精气，坚筋骨，强志；除阴下痒湿，小便余沥。久服轻身，耐老。一名思仙。生山谷。
译 文	杜仲，味辛，性平。主治腰脊疼痛；能够补益内脏，增强精气，强健筋骨，提神益智；还能消除阴部潮湿瘙痒的症状，治疗小便后滴沥不尽。长期服用杜仲，可以使人身体轻盈，延缓衰老。它又叫作思仙，生长在山谷之中。

杜仲茶

材料： 杜仲叶 5 克。

做法： 将杜仲叶放入杯中，用开水冲泡，加盖闷 5 分钟后饮用，每日 1 次。

功效： 补肝肾，强筋骨，降压。适用于高血压、高血脂、心脏病等症。

杜仲红枣粥

材料： 杜仲 15 克，红枣 3 个，大米 100 克。

做法： 将杜仲烘干打成细粉，与红枣、大米一同放入锅中，加水适量，煮至粥熟即可。

功效： 补气益血。适合女性在怀孕期间食用，还有安胎的作用。

药治方		
	肾虚腰痛	**配方：** 杜仲去皮，炙黄，取 500 克，分作 10 剂。 **用法：** 每夜用一剂，在 1 升水中浸至五更，煎至三分之二，去渣留汁，放入羊肾三四片，煮开几次，加上椒盐做羹，空腹一次服下。
	风冷伤肾，腰背虚痛	**配方：** 杜仲 500 克。 **用法：** 将上药切细，炒过，放酒 2 升中浸 10 日。每日服 60 毫升。
	病后虚汗及自汗	**配方：** 杜仲、牡蛎各等份。 **用法：** 将上药研末，卧时用水送服 5 小匙。
	产后诸疾及胎体不安	**配方：** 杜仲适量。 **用法：** 将上药去皮，瓦上焙干，捣末，煮枣肉调末做成如弹子大的丸。每服 1 丸，糯米汤送服。一天服 2 次。

女贞实

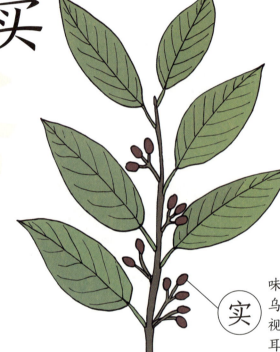

小贴士：选购时以粒大、饱满、色紫黑、质坚实者为佳。生用，或照酒炖法、酒蒸法制用。

实 味甘、微苦涩。补肝肾阴，乌须明目。主治目暗不明、视力减退、须发早白、腰酸耳鸣及阴虚发热等。

功　效	滋补肝肾，明目乌发。
主　治	眩晕耳鸣、两目昏花、须发早白及牙齿松动等症。
配伍禁忌	不宜与碱性药物同用。

使用禁忌	凡外感风寒、内伤生冷、脾胃虚寒等症者，不宜单味药大量长期服用。
原　文	女贞实，味苦，平。主补中安五脏，养精神，除百疾。久服肥健，轻身不老。生山谷。
译　文	女贞实，味苦，性平。主要作用是可以补益中气，安养五脏六腑，滋养精神，还能消除多种疾病。长期服用女贞实，可以让身体变得强壮健康，体态轻盈，延缓衰老。它通常生长在山间的谷地之中。

药治方

口舌生疮	**配方：** 女贞叶适量。 **用法：** 将上药捣汁，含浸吐涎。	
风热赤眼	**配方：** 女贞子适量。 **用法：** 将上药捣汁熬膏，净瓶收存，埋地中 7 天后外用。	
肝肾阴虚，眼目干涩，视物昏花，视力减退	**配方：** 女贞子、枸杞子各 15 克，菊花 10 克。 **用法：** 将上药煎水饮用。	
一切眼疾	**配方：** 女贞叶适量。 **用法：** 将上药捣烂，加朴硝调匀贴敷于眼部。	

大枣

性味归经

味甘，性温。归脾、胃、心经。

叶 味甘，性平，无毒。平胃气，通九窍。

果实 味甘，性平，无毒。主心腹邪气，安中，养脾气。

功 效	补脾和胃，益气生津，润心肺，止咳，补五脏。
主 治	脾虚、脏躁、失眠等。
使用禁忌	凡湿盛、痰凝、食滞、虫积及齿病者，慎服或禁服。
原 文	大枣，味甘，平。主心腹邪气，安中养脾，助十二经，平胃气，通九窍，补少气，少津液，身中不足，大惊，四肢重，和百药。久服轻身长年。叶，覆麻黄能令出汗。生平泽。
译 文	大枣，味甘，性平。主治因心腹内邪气聚积引起的不适，能够安定内脏，滋养脾脏，辅助十二条经络的顺畅运行，平调胃气，通利九窍，补益体内气血不足和津液缺乏，改善身体不适。治疗严重惊恐、四肢沉重，还能调和各种药物。长期服用大枣，可以使人身体轻盈，有助于延年益寿。用大枣叶覆盖麻黄，可以令人发汗。大枣树生长在平原或湿润的沼泽地带。

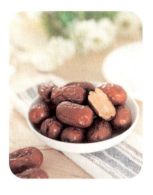

红枣银耳汤

材料： 银耳 20 克（大约半朵），红枣 20 枚，冰糖 60 克（可根据口味调整）。

做法： 银耳泡发后摘去蒂头，撕成小块，与红枣、冰糖一起放入锅中，加水 6 碗，大火煮开后改用小火再煮半个小时即可。

功效： 润肺止咳，尤其适合有咳嗽、咽干等症状的人群。

红枣桂圆红糖水

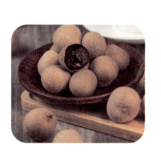

材料： 红枣、桂圆各适量，红糖适量，鸡蛋 1 个。

做法： 红枣加桂圆煲红糖水，至枣烂、桂圆绵时，打入鸡蛋，继续用小火焐熟鸡蛋。

功效： 补血安神，滋补效果佳。

药治方

上气咳嗽

配方： 大枣 20 枚去核，酥 124 克。

用法： 酥用微火煎，然后倒入枣肉中渍尽酥，取枣收存。常含一枚，缓缓咽汁。

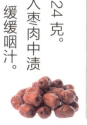

烦闷不眠

配方： 大枣 14 枚，葱白 7 根。

用法： 将上药加水 3 升煮成 1 升，一次服下。

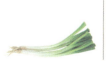

伤寒病后，咽痛口干

配方： 大枣 20 枚，乌梅 10 枚。

用法： 将上药捣烂，加蜜制成如梧桐子大小的丸剂，口含咽汁。

反胃吐食

配方： 大枣 1 枚去核，斑蝥 1 个去头翅。

用法： 将斑蝥放枣内煨熟后，去斑蝥，空腹用白开水送下。

胡麻

别　名

芝麻、黑芝麻、巨胜、油麻等。

性味归经

味甘，性平。归肝、肾、大肠经。

花 味甘，性寒，无毒。治秃发。

茎叶 麻秸烧灰，可加到点痣去恶肉的药方中使用。

子 味甘，性寒，无毒。主五脏邪气、风寒湿痹。

功　效	去头屑、润发，滋润肌肤，益血色。
主　治	腰脚疼痛、手脚酸痛、偶感风寒等症。
原　文	胡麻，味甘，平。主伤中虚羸，补五内，益气力，长肌肉，填髓脑。久服轻身不老。一名巨胜。生川泽。叶名青蘘。青蘘，味甘，寒。主五脏邪气，风寒湿痹；益气，补脑髓，坚筋骨。久服耳目聪明，不饥不老增寿，巨胜苗也。
译　文	胡麻，味甘，性平。主治因身体内部受损而导致的虚弱和消瘦，能够滋养五脏六腑，增益气力，促进肌肉生长，填益脑髓。长期服用胡麻，可以使人身体轻盈，延缓衰老。胡麻还有一个别名叫作巨胜，通常生长在河流、湖泊附近的湿润地带。

胡麻的叶子被称为青蘘，青蘘味甘，性寒。主治五脏内的邪气，缓解风寒湿痹，具有益气养血、补益脑髓、强健筋骨的功效。长期食用青蘘，可以使人耳聪目明，没有饥饿感，延缓衰老，益寿延年。青蘘是胡麻的幼苗。

食疗方

黑芝麻粥

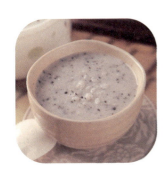

材料：黑芝麻 30 克，粳米 100 克，蜂蜜适量。

做法：将黑芝麻蒸、晒、炒、研备用。粳米粥将熟时，加入黑芝麻二三勺和蜂蜜一勺，一同煮成粥。

功效：补肝肾、润五脏，适用于肝肾精血不足所致的眩晕、须发早白、脱发等症状。

黑芝麻杏仁糊

材料：黑芝麻 80 克，糯米粉 40 克，杏仁 25 克，白糖少许，杏仁露 1 听。

做法：黑芝麻炒熟后研磨成粉。糯米粉放入蒸锅中蒸熟。将黑芝麻粉、糯米粉、白糖拌匀后，用加热过的杏仁露冲调至适宜浓稠度，撒上杏仁粉即可。

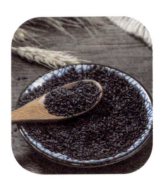

功效：补肝肾、益精血，同时还有润肺止咳的作用。

芝麻杏仁蜜

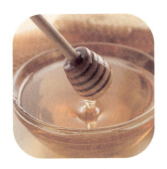

材料：黑芝麻、甜杏仁、白糖、蜂蜜各适量。

做法：黑芝麻炒香研末，与捣烂的甜杏仁、白糖、蜂蜜共置瓷盆内，上锅隔水蒸 2 个小时，冷却后服用。

功效：能补肝益肾、润肺止咳，是支气管哮喘病人的食疗方。

白英

别 名
白毛藤、毛风藤、毛葫芦、毛秀才等。

性味归经
味苦，性微寒。归肝、胃经。

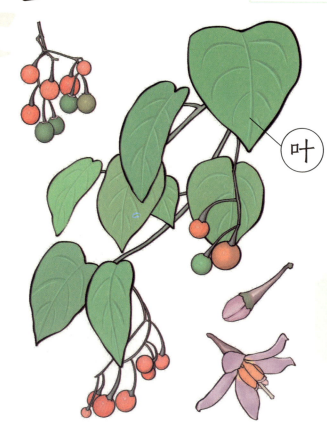

叶

治感冒发热、黄疸性肝炎、胆囊炎、胆石症、白带。

小贴士：本品以全草或根入药。夏秋采收。洗净，晒干或鲜用。

功 效	清热解毒，祛风利湿，化瘀。
主 治	湿热黄疸、风热头痛、白带过多等症。

原 文	白英，味甘，寒。主寒热，八疸，消渴，补中益气。久服轻身延年。一名谷菜。生山谷。
译 文	白英，味甘，性寒。主治因寒热交替引起的不适，以及八种黄疸病症和消渴症，还有补中益气的作用。长期适量服用白英，可以使人身体轻盈，延年益寿。它还有一个别名叫作谷菜，通常生长在山谷之中。

药治方

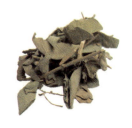

丹毒、烦热、小儿结热

配方：白英适量。

用法：将上药煮水饮用。

黄疸初起

配方：白英、金钱草、茵陈各适量。

用法：将上药用水煎服。

流行性感冒

配方：白英、野菊花、金银花藤、鸭跖草各 10 克。

用法：将上药以水煎服。

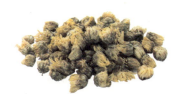

葡萄

草龙珠、蒲桃、山葫芦、提子等。

性味归经

味甘、酸，性平。归肺、脾、肾经。

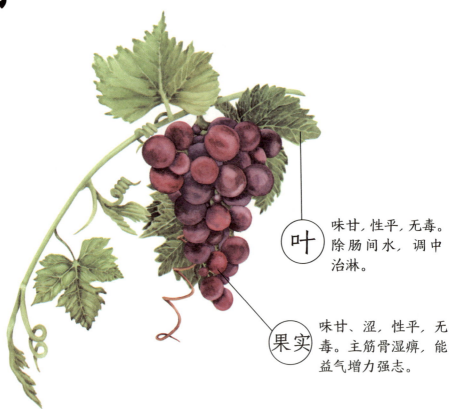

叶　味甘，性平，无毒。除肠间水，调中治淋。

果实　味甘、涩，性平，无毒。主筋骨湿痹，能益气增力强志。

功　效	补气血，强筋骨，利小便。
主　治	气血虚弱、肺虚咳嗽、心悸盗汗等症。
使用禁忌	阴虚内热、胃肠实热或痰热内蕴者慎服。

原文	葡萄，味甘，平。主筋骨湿痹，益气倍力，强志；令人肥健耐饥，忍风寒。久食轻身，不老延年。可作酒。生山谷。
译文	葡萄，味甘，性平。主治筋骨风湿痹痛，能使人的气力倍增，增强记忆力，身体健壮，耐得住饥饿，提高对风寒的抵抗力。常吃葡萄还能使身体轻盈，延缓衰老，益寿延年。葡萄还可以用来酿酒。它生长在山谷之中。

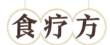

食疗方

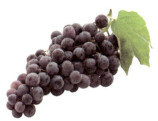

葡萄汁

材料：新鲜葡萄 500 克。

做法：将葡萄洗净后放入榨汁机中榨汁，即可饮用。

功效：补充能量，抗疲劳，延缓衰老。

葡萄藕汁生地饮

材料：葡萄 500 克，莲藕 2 节，生地 200 克。

做法：将葡萄、莲藕、生地分别榨汁，调匀后饮用，每日 2 次。

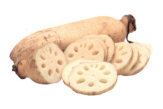

功效：清热生津、凉血止血，适用于热病烦渴、咽喉肿痛等症状。

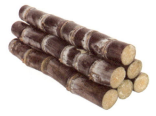

葡萄甘蔗汁

材料：葡萄 100 克，甘蔗 2 节。

做法：将葡萄和甘蔗挤汁，混合后以温开水送服，每日 3 次。

功效：治声音嘶哑，生津润燥。

巴戟天

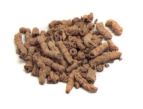

别 名	
巴戟、鸡肠风、兔子肠等。	

性味归经	
味辛、甘，性微温。归肝、肾经。	

功 效	
补肾阳，强筋骨，祛风湿。	

主 治	阳痿、小腹冷痛、小便不禁、子宫虚冷等症。
使用禁忌	孕妇不宜大量长期服用。
原 文	巴戟天，味辛，微温。主大风邪气，阴痿不起；强筋骨，安五脏，补中；增志，益气。生山谷。
译 文	巴戟天，味辛，性微温。主治因大风或邪气侵入人体导致的疾病，阳痿不举；能强健筋骨，使五脏得到安宁，具有补中益气、增强记忆力的功效。这种草药通常生长在山谷之中。

药治方

肾虚腰痛	**配方：** 巴戟天、五味子、当归藤、牛尾菜各 10 克。 **用法：** 将上药以水煎服。	
肾虚遗尿、小便频数	**配方：** 巴戟天、桑螵蛸、菟丝子各 10 克。 **用法：** 将上药用水煎服，或研成细粉吞服。	
肾阳虚衰、腰膝酸软、下肢无力	**配方：** 巴戟天、淮牛膝各等量。 **用法：** 用约 10 倍的白酒浸泡。每次饮 1~2 小杯。	

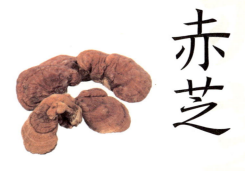

赤芝

别 名
灵芝、灵芝草、菌灵芝、菌芝等。

性味归经
味甘，性平。归心、肺、肝、肾经。

功 效
补气安神，止咳平喘。

主 治	眩晕不眠、心悸气短、虚劳咳喘等症。
使用禁忌	实证及外感初起者忌用，过敏体质者慎用。
原 文	赤芝，味苦，平。主胸中结；益心气，补中，增慧智不忘。久食轻身不老，延年神仙。一名丹芝。生山谷。
译 文	赤芝，味苦，性平。主治胸中郁结不适；还能益气补中，增进智慧，使人记忆力增强，不易遗忘。长期食用赤芝，身体会变得轻盈，能够抵抗衰老，延年益寿。它还有一个别名叫丹芝，通常生长在山谷之中。

食疗方

灵芝甘草茶

材料： 灵芝 12 克，甘草 8 克，蜜枣 20 克。

做法： 砂锅中加适量水，放入灵芝、甘草烧开后，转小火煮 60 分钟即可。

功效： 健脾补气，止咳平喘，安神助眠，提高免疫力。

黄芪灵芝猪蹄汤

材料： 黄芪、灵芝、葛根、丹参、北沙参、小香菇各适量，猪蹄 200 克，姜片少许。

做法： 砂锅中加适量水，放入以上食材，熬汤即可。

功效： 健脾安神，益肾养肝，补气养血，强壮骨骼。

卷柏

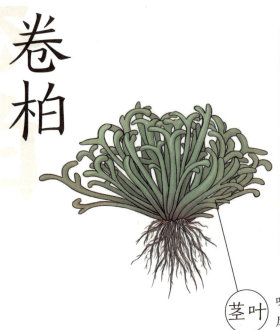

别 名	还魂草、万年青等。
性味归经	味辛，性平。归肝、心经。
功效主治	活血，止血。治吐血、崩漏、便血、脱肛等症。
使用禁忌	孕妇慎用。

茎叶 味辛，性平，无毒。治咳血吐血、风湿痛、经闭痛经、跌扑损伤。

原　文	卷柏，味辛，温。主五脏邪气，女子阴中寒热痛，癥瘕，血闭绝子。久服轻身，和颜色。名万岁。生山谷石间。
译　文	卷柏，味辛，性温。主治五脏受邪气侵扰致病，女子阴部寒热疼痛、癥瘕、闭经、不孕症。长期服用卷柏，可以使人身体轻盈，气色红润。它还有一个别名叫作万岁，通常生长在山谷间的岩石上。

药治方

月经不调
配方：卷柏适量。
用法：将上药炒黑研末，每取 3 克，以米酒冲服，每日 3 次。

常年下血
配方：卷柏、地榆焙各等份。
用法：每用 31 克，加水一碗，煎数十沸服下。

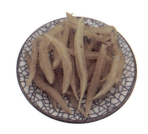

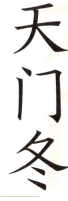

天门冬

别 名
天冬、大当门根、多儿母等。

性味归经
味甘、苦，性寒。归肺、肾经。

功 效
养阴清热，润肺滋肾。

主 治	阴虚发热、咽喉肿痛、咳吐血、消渴、肺痈、便秘等病症。
配伍禁忌	畏曾青，忌鲤鱼、鲫鱼。
使用禁忌	虚寒泄泻及风寒咳嗽者禁服。
原 文	天门冬，味苦，平。主诸暴风湿偏痹，强骨髓。杀三虫，去伏尸。久服轻身益气延年。一名颠勒。生山谷。
译 文	天门冬，味苦，性平。主治各种暴感风湿而引发的肢体偏痹，能强健骨髓，杀灭蛔虫、赤虫、蛲虫等寄生虫，消除伏尸这种传染病。长期服用天门冬，可以使人感觉身体轻盈，增强气力，并有助于延长寿命。它还有一个别名叫作颠勒。天门冬通常生长在山谷之中。

药治方

癥瘕积聚	**配方：** 天门冬适量。 **用法：** 将上药研成末，每次以酒送服 15 毫升，一天 3~4 次。
小肠偏坠	**配方：** 天门冬 9 克，乌药 15 克。 **用法：** 将上药用水煎服。

兰草

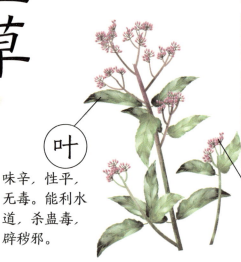

叶

味辛，性平，无毒。能利水道，杀蛊毒，辟秽邪。

花

味辛，性平，无毒。能生血，调气。

别　名
佩兰、水香、燕尾香等。

性味归经
味辛，性平。归脾、胃、肺经。

功效主治
生血，调气，清暑，辟秽，调经。治百日咳、肺结核咳嗽咯血、神经衰弱等症。

原　文	兰草，味辛，平。主利水道，杀蛊毒，辟不祥。久服益气，轻身，不老，通神明。一名水香。生池泽。
译　文	兰草，味辛，药平。主要功效为通畅水道，杀灭蛊毒，辟除不祥之气。长期服用兰草，能够增强人体气血，使人感觉身体轻盈，延缓衰老，神志通明。它还有一个别名叫作水香，通常生长在池塘、沼泽等湿润环境中。

药治方

腰肌劳损

配方： 取适量鲜佩兰。
用法： 洗净，捣烂如泥，直接敷于腰部疼痛部位，用纱布或保鲜膜固定，每天更换 1~2 次。

流感、普感冒

配方： 佩兰、黄花各 15 克。
用法： 将上药用水煎服。

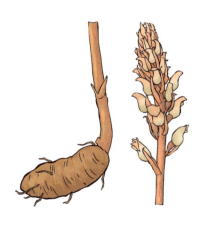

赤箭

别 名

天麻、赤箭芝、独摇芝、离母、合离草等。

性味归经

味淡、辛，性平。归肺、肾经。

功效主治

定风补虚，平肝息风。治小便不通、水肿、无名肿毒等症。

配伍禁忌	忌与御风草根配伍应用。
使用禁忌	孕妇慎用，老年人和婴幼儿不宜长期服用。
原　文	赤箭，味辛，温。主杀鬼精物，蛊毒恶气。久服益气力，长阴，肥健，轻身增年。一名离母，一名鬼督邮。生川谷。
译　文	赤箭，味辛，性温。主治精神失常，能解除蛊毒和恶气侵扰。长期服用能够增强体力，增长阴液，强健体魄，还能让人感觉身体轻盈，有助于延年益寿。赤箭又被称为离母、鬼督邮，通常生长在山川谷地之中。

药治方

心烦头晕、肢节疼痛、头痛	**配方：**天麻 15.5 克，川芎 62 克。 **用法：**将上药共研为末，加炼蜜做成芡子般大小的丸子，每次饭后嚼服 1 丸，用茶或酒送服。
妇人风痹，手足不遂	**配方：**天麻（切）、牛膝、附子、杜仲各 62 克。 **用法：**将上药细锉，以生绢袋盛，用好酒 15 升，浸经 7 日，每服温饮一小盏。

蓬蘽

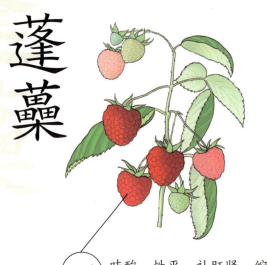

果实 味酸，性平。补肝肾，缩小便。治多尿、头目眩晕。

别 名
覆盆子、阴蘽、寒莓、陵蘽等。

性味归经
味甘、酸，性温。归肝、肾经。

功效主治
补肝肾，缩小便。治多尿、头目眩晕、阳痿、不育等症。

使用禁忌
有实火、邪实者慎服。

原 文	蓬蘽，味酸，平。主安五脏，益精气，长阴令坚，强志，倍力，有子。久服轻身不老。一名覆盆。生平泽。
译 文	蓬蘽，味酸，性平。具有安定五脏六腑、补益精气、使阴茎坚挺、增强记忆力、体力倍增的功效，还可以增强人的生育能力。长期服用蓬蘽，可以使人身体轻盈，延缓衰老。它还有一个别名叫覆盆子，通常生长在平坦湿润的地方。

药治方

阳事不起

配方： 覆盆子适量。
用法： 将上药酒浸，焙研为末，每日早晨用酒服9克。

肺虚寒

配方： 覆盆子15克，生姜3片。
用法： 将蓬蘽洗净，与姜一同放入锅中，加适量清水，大火煮开后转小火煮15~20分钟，倒出汤汁，趁热饮用。

别　名	
鼓子花、筋根花、金沸等。	

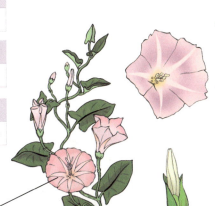

性味归经	
味甘，性温。归肺、肾经。	

功效主治	
益气，养颜，涩精。治遗精、遗尿。	

旋花

益气，养颜，涩精。
主面干、遗精、遗尿。

花

原　文	旋花，味甘，温。主益气，去面皯黑色，媚好。其根，味辛，主腹中寒热邪气，利小便。久服不饥，轻身。一名筋根花，一名金沸。生平泽。
译　文	旋花，味甘，性温。主要功效在于补益气血，能够去除面部皮肤上的黑斑和暗沉，使人容颜更加美丽动人。旋花的根部味辛，主治腹部因寒热交织引起的各种不适和邪气，有助于通利小便。长期服用旋花，能够减少饥饿感，使人感觉身体轻盈。旋花又叫作筋根花、金沸，通常生长在湿润的平地上。

药治方	秘精益髓	**配方：** 五色龙骨155克，覆盆子155克，莲花蕊（未开者，阴干）124克，鼓子花93克，鸡头子仁100个，金樱子200枚。 **用法：** 将上药（除金樱子外）共研为末，以金樱子200枚（去皮），木臼捣烂，水7升，煎浓汁1升，去滓和药，杵二千下，丸梧子大，每空心温盐酒下30丸。忌葵菜。

牡桂

别　名

肉桂、紫桂、大桂、辣桂、桂皮等。

性味归经

味辛、甘，性大热。归肾、心、脾经。

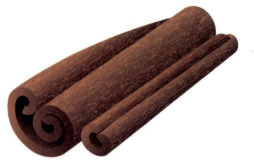

小贴士：主产于广西、广东。多于秋季剥取，阴干。选购时以皮厚、油性大、香气浓者为佳。生用。

功　效	温肾补阳，祛寒止痛。
主　治	肾阳不足、阳痿宫冷、眩晕目赤、心腹冷痛等症。
配伍禁忌	不宜与赤石脂同用，不宜与番泻叶合用。
使用禁忌	阴虚火旺者忌服，孕妇、有出血倾向者慎用。
原　文	牡桂，味辛，温。主上气咳逆，结气，喉痹吐吸，利关节，补中益气。久服通神，轻身不老。生山谷。
译　文	牡桂，味辛，性温。主治气逆、咳嗽，缓解因气滞造成的喉痹、吸气困难，能够舒利关节、补益中气。长期服用牡桂，能够提神醒脑，使人感觉身体轻盈，延缓衰老。它生长在山谷之中。

肉桂红糖茶

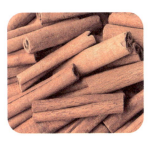

材料： 肉桂 3~6 克，红糖 12~30 克。

做法： 肉桂放入锅中，加适量水煮沸，放红糖续煮 3 分钟即可。

功效： 可治妇女产后腹痛，也适合痛经的女性服用。

肉桂粥

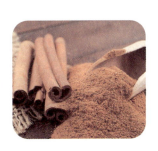

材料： 肉桂粉 5 克，粳米 60 克，红糖适量。

做法： 粳米放入锅中加入适量水煮粥，煮至半熟时加入肉桂粉和红糖，煮至粥熟烂即可。

功效： 有助于暖脾胃，改善食欲不振等症状。

药治方

产后心痛，气闷欲绝

配方： 桂心 93 克。

用法： 将上药研末，加狗胆汁做成如芡子大小的丸剂，每次取一丸，用热酒送服。

中风失音，喉痹不语

配方： 牡桂适量。

用法： 将上药放在舌下，咽汁。

产后腹中瘕痛

配方： 牡桂适量。

用法： 将上药研末，温酒服一克，一日 3 次。

气短欲绝，心腹胀痛

配方： 牡桂 62 克。

用法： 将上药用 1200 毫升水煮至 800 毫升，一次服完。

槐实

槐实

别 名
槐子、槐荚、槐豆、槐连灯等。

性 味
味苦，性寒。

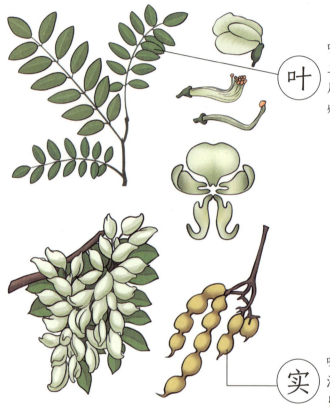

叶　味苦，性平，无毒。主惊痫、壮热、肠风、溲血、痔疮、疥癣、湿疹、疔肿。

实　味苦，性平，无毒。治肠风泻血、目热昏暗、内痔、外痔。

功　效	清热泻火，凉血止血。
主　治	肠热便血、痔肿出血、肝热头痛、眩晕目赤等症。

原　文	槐实，味苦，寒。主五内邪气热，止涎唾，补绝伤；五痔，火疮，妇人乳瘕，子脏急痛。生平泽。
译　文	槐实，味苦，性寒。主治五脏六腑内的邪热之气，能止住涎唾，滋补极度损伤的身体。还能治疗五种痔疮、由火热毒邪引起的疮疡、妇女的乳腺肿块和子宫内的急性疼痛。槐实生长在平坦且多水的地方。

药治方

内痔、外痔

配方：槐实 15.6 克，地胆适量。

用法：将槐实捣成汁，晒稠，取地胆研末，将二味药同煎成如梧桐子般大小的丸剂。每次取 10 丸，以水送服。

肠风泻血

配方：槐实（去梗，炒）31 克，黄芩、防风、枳壳（麸炒）、地榆、当归（酒焙）各 15.6 克。

用法：将上药研末，加酒、面糊做成如梧桐子般大小的丸剂，每次取 50 丸，以米汤送服。

大热心闷

配方：槐实适量。

用法：将上药烧为末，每取 1 勺，以酒送服。

目热昏暗

配方：槐实、黄连（去须）各 62 克。

用法：将上药研末，加蜜做成如梧桐子般大小的丸剂，每次取 20 丸，以浆水送服，一天 2 次。

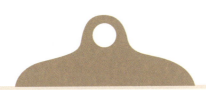

上 品

矿物篇

扫码查看

AI司药岐黄先生
日 常 识 药
食 疗 指 南
研 习 古 方

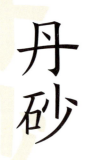

丹砂

别　名
朱砂、赤丹、汞砂、辰砂等。

性味归经
味甘，性微寒。归心经。

功　效
清心镇惊，安神解毒。

主　治	精神失常、失眠多梦、癫痫发狂、小儿惊风等症。
配伍禁忌	内服不宜过量和久服。入药忌用火煅。
使用禁忌	有毒性，量不宜过大。孕妇禁服。
原　文	丹砂，味甘，微寒。主身体五脏百病，养精神，安魂魄，益气，明目，杀精魅邪恶鬼。久服通神明不老。能化为汞。生山谷。
译　文	丹砂，味甘，性微寒。主治五脏的各种疾病，滋养精神，安定魂魄，补益气力，使眼睛明亮，驱除邪恶之气的侵扰。长期适量服用可以使人神志清明，延缓衰老。丹砂还能转化为汞。它自然生长在山谷之中。

药治方

咽喉肿痛	**配方：** 丹砂（研，水飞）0.3 克，芒硝 45 克。 **用法：** 将上药混合均匀，不时吹入喉中。
神志不安、失眠	**配方：** 朱砂 30 克，黄连 45 克，当归、生地、甘草（炙）各 15 克。 **用法：** 将上药研成细末，用汤浸后蒸饼做成黍米大小的丸剂，每次服用 15 丸。

矾石

矾石

别　名	白矾、明矾、羽涅等。
性味归经	味酸，性寒。归肺、脾、胃经。
功　效	祛痰燥湿，解毒杀虫，止泻止血。

主　治	癫痫、喉痹、痰涎壅盛、黄疸等症。
使用禁忌	阴虚胃弱、无湿热者忌服。
原　文	矾石，味酸，寒。主寒热泻痢，白沃，阴蚀，恶疮，目痛。坚骨齿。炼饵服之，轻身不老增年。一名羽涅。生山谷。
译　文	矾石，味酸，性寒。主治因寒热引起的腹泻和痢疾，妇女白带异常，阴蚀疮、顽固难愈的疮疡，以及眼睛疼痛。它还能强健骨骼和牙齿，炼作丸饵服用，可以使人感觉身体轻盈，延缓衰老，增加寿命。矾石又叫作羽涅，生长在山谷之中。

药治方

胸中积痰，头痛，不思饮食	**配方：** 矾石31克。 **用法：** 将上药加水2升，煮成1升，加蜜10毫升。频频取饮，不久即大吐积痰。如不吐，喝少许热汤引吐。
牙齿肿痛	**配方：** 白矾（烧灰）31克，蜂房（微炙）31克。 **用法：** 将上药制成散剂，每用6克，水煎含漱，去涎。
漆疮作痒	**配方：** 白矾适量。 **用法：** 将上药煎汤洗搽患处。

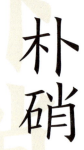

朴硝

性味归经
味咸、苦，性寒。归胃、大肠经。

功　效
泻热，润燥，软坚。

主　治	实热积滞、腹满胀痛、大便燥结等症。
配伍禁忌	不宜与硫黄、三棱合用。
使用禁忌	孕妇慎用。
原　文	朴硝，味苦，寒。主百病，除寒热邪气；逐六腑积聚，结固留癖；能化七十二种石。炼饵服之，轻身神仙。生山谷。
译　文	朴硝，味苦，性寒。它能够治疗多种疾病，清除体内的寒热邪气；能驱逐六腑中的积聚之物，以及各种肿瘤、结石。炼制成丸饵服用，可以使人的身体轻盈。朴硝生长于山谷之中。

药治方

腹中痞块	**配方：** 朴硝 31 克，独蒜 1 个，大黄末 2.4 克。 **用法：** 将上药共捣成饼，贴患处，以痞块消除为度。
口舌生疮	**配方：** 朴硝适量。 **用法：** 将上药含口中。
热毒结成痔疾	**配方：** 荆芥、薄荷、朴硝各 31 克，白矾 62 克。 **用法：** 将上药研为细末，每用取 31 克，用水 5 升煎数沸，熏患处，通手淋洗。

消石

别 名

硝石、芒硝等。

性味归经

味苦、微咸，性温。归心、脾经。

功 效

清热除湿，破血通经，消肿疗疮。

主 治	中暑伤冷、痧胀吐泻、心腹疼痛、黄疸等症。
使用禁忌	体弱者及孕妇禁服。
原 文	消石，味苦，寒。主五脏积热，胃胀闭，涤去蓄结饮食，推陈致新，除邪气。炼之如膏，久服轻身。生山谷。
译 文	消石，味苦，性寒。主治五脏内积聚的热邪，因热邪引起的胃胀和便秘，清除体内长期积聚的食物残渣，促进身体的新陈代谢，清理体内邪气。能炼制成膏，长期适量服用，可以使人感觉身体轻盈。它生长在山谷之中。

药治方

关格不通，大小便闭，鼓胀欲死

配方： 芒硝93克。
用法： 将上药泡在1升开水中，饮下，引起呕吐即通。

恶疰心腹痛如刀刺，胀满欲死

配方： 芒硝187克，大黄（另研）250克，人参、甘草各93克。
用法： 将上药研末，以蜜调和成麻子大小的丸剂，每次以热粥送服5丸。

小便不通

配方： 芒硝9克。
用法： 将上药用茴香酒送下。

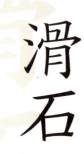

滑石

别　名
液石、共石、脱石、番石等。

性味归经
味甘、淡，性寒。归膀胱、肺、胃经。

功　效
清热，渗湿，利窍。

主　治	暑热烦渴、小便不利、水泻等症。
配伍禁忌	不宜与附子、肉桂、人参等助火生火之品合用。
使用禁忌	脾虚气弱、精滑及热病津伤者忌服，孕妇慎服。
原　文	滑石，味甘，寒。主身热泄澼，女子乳难，癃闭；利小便，荡胃中积聚寒热，益精气。久服轻身，耐饥长年。生山谷。
译　文	滑石，味甘，性寒。主治身体发热、腹泻，女子产后乳汁不下，小便不畅或完全闭塞。具有通利小便的作用，能清除胃中积聚的寒热，益于精气的充养。长期服用滑石，身体会变得轻盈，增强耐饥能力，有助于延年益寿。滑石生长在山谷之中。

药治方

妊妇尿涩不通	**配方：** 滑石粉适量。 **用法：** 将上药和水调匀，糊在肚脐下2寸处。
风毒热疮	**配方：** 虎杖、豌豆、甘草各等份，滑石粉适量。 **用法：** 将虎杖、豌豆、甘草煎汤洗浴，用滑石粉扑敷在身上。
打伤肿痛	**配方：** 滑石、赤石脂、大黄各等份。 **用法：** 将上药研末，用热茶洗患处，再将药敷上。

紫石英

别　名
萤石、氟石等。

性味归经
味甘，性温。归心、肺、肾经。

功　效
镇心安神，温肺，暖宫。

主　治	肾阳亏虚、宫冷不孕、崩漏带下、心悸怔忡等症。
使用禁忌	阴虚火旺者及肺热气喘者忌用。
原　文	紫石英，味甘，温。主心腹咳逆邪气；补不足，女子风寒在子宫，绝孕十年无子。久服温中，轻身延年。生山谷。
译　文	紫石英，味甘，性温。主治心腹中咳逆郁气，还能补虚养生，对女性因风寒侵袭子宫导致的病症以及长期不孕有效。长期服用紫石英，可以温暖中焦，使人感觉身体轻盈，并有延年益寿的功效。紫石英生长在山谷之中。

药治方

肺寒咳逆上气	**配方：**紫石英适量。 **用法：**将上药醋淬 7 次，研为细末，以水飞过。每日早晨取 1.5 克，同 10 粒花椒，泡汤服用。
惊悸虚劳	**配方：**紫石英 156 克。 **用法：**将上药打成豆状大小，以水淘洗一遍，加 10 升水煮取 3 升，慢服或煮粥食用。
痈肿毒	**配方：**紫石英适量。 **用法：**将上药醋淬，研为细末，加生姜、米醋煎敷患处。

上 品

动物篇

麝香

别 名	
原麝香、香脐子、寸草、麝脐香、臭子等。	
性味归经	
味辛，性温。归心、脾、肝经。	
功 效	
开窍醒神，活血通经，消肿止痛。	

主 治	热病神昏、中风痰厥等症。
配伍禁忌	忌蒜，不宜食瓜果、饮酒。
使用禁忌	孕妇忌服。
原 文	麝香，味辛，温。主辟恶气，杀鬼精物；去温疟、蛊毒、痫痓、三虫。久服除邪，不梦寤魇寐。生川谷。
译 文	麝香，味辛，性温。主要功效在于能驱散、灭杀邪恶不正之气，可以治疗温疟、蛊毒、癫痫以及去除蛔、赤、蛲三虫。长期服用麝香，可以驱除体内的邪气，使人不易受到噩梦或梦魇的侵扰，改善睡眠质量。麝香生长于山川河谷之中。

药治方

偏正头痛	**配方：** 麝香 1.5 克，皂角末 3 克。 **用法：** 将上药用薄纸包裹，放在头痛的位置，外用布包炒盐趁热熨，盐冷就换。几次之后便可痊愈。
食积、气急脾胀	**配方：** 麝香 1.5 克，生桂末 31 克。 **用法：** 将上药与饭调成如绿豆大小的丸剂，小儿每服 7 丸，大人每服 15 丸，俱以开水送服。

别　名	
五花龙骨。	
性味归经	
味甘、涩，性平。归心、肝、肾经。	
功　效	
镇静，敛汗涩精，生肌敛疮。	

主　治	心悸怔忡、失眠健忘、惊痫癫狂等症。
配伍禁忌	忌鲤鱼、铁器。
使用禁忌	湿热积滞者慎服。
原　文	龙骨，味甘，平。主心腹鬼疰，精物老魅，咳逆，泻痢脓血，女子漏下，癥瘕坚结，小儿热气惊痫。龙齿，主小儿、大人惊痫，癫疾狂走；心下结气，不能喘息；诸痉；杀精物。久服轻身，通神明，延年。生山谷。
译　文	龙骨，味甘，性平。主治因心腹部位受邪气侵扰引起的疾病，以及谵语妄见等神志异常现象，咳嗽气逆、腹泻伴有脓血，女性子宫出血不止及腹部肿块，小儿因内热引起的惊厥抽搐。龙齿主治小儿和大人惊厥、癫痫，以及表现为神志错乱、狂躁奔跑的癫疾；还能缓解因心中郁结之气导致的胸闷不适，甚至无法顺畅呼吸的问题；对各种因风邪侵入筋脉所致的痉挛抽搐也有疗效；还能杀灭各种不明由来的疾病。长期服用龙骨和龙齿，能够使人感觉身体轻盈，神志清明，还有延年益寿的效果。它通常生长在山谷之中。

药治方

健　忘	**配方：** 龙骨、虎骨（可用替代品）、远志各等份。 **用法：** 上三味，治下筛。食后服1克，每天服2次。
产后虚汗不止	**配方：** 龙骨31克，麻黄根31克。 **用法：** 将上药捣细为散。不计时候，以粥饮调下6克。

阿胶

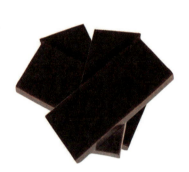

小贴士：主产于山东。选购时以乌黑、断面光亮、质脆、味甘者为佳。捣成碎块用，或取阿胶烘软，切成1厘米左右的丁，照烫法用蛤粉或蒲黄烫至成阿胶珠用。

功 效	滋阴，补血，安胎。
主 治	诸血虚、出血、肺阴虚燥咳等症。
配伍禁忌	畏大黄。
使用禁忌	脾胃虚弱者慎用。
原 文	阿胶，味甘，平。主心腹内崩，劳极洒洒如疟状，腰腹痛，四肢酸疼；女子下血，安胎。久服轻身益气。一名傅致胶。
译 文	阿胶，味甘，性平。主治心腹的脏器虚损，因过度劳累而出现的皮肤恶寒如发疟疾，缓解腰腹部疼痛以及四肢的酸痛感；还能够调理女子下部出血，并且有安胎的作用。长期适量服用阿胶，可以使人感觉身体轻盈，增强体力。阿胶还有一个别名叫作傅致胶。

阿胶红茶

材料： 阿胶 6 克，红茶 3 克。

做法： 沸水冲泡，待阿胶溶化，趁温饮之。

功效： 补虚滋阴、振奋精神，适用于血虚头晕、面色萎黄、血虚体质者。

阿胶鲤鱼汤

材料： 鲤鱼（约 500 克）1 条，阿胶 10 克，糯米 50 克，陈皮少许，生姜 3 片，调味品适量。

做法： 将鲤鱼刮洗干净，去肠杂（不去鳞），与糯米、陈皮、生姜等同放入锅中，加清水适量，煮沸后，小火煮至鲤鱼烂熟，再加入阿胶、食盐等，再煮两沸后饮服。

功效： 益气养血、安胎通乳，适用于治疗孕妇腰膝酸软、产后缺乳等。

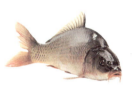

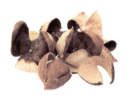

药治方

妊娠尿血

配方： 阿胶适量。

用法： 将上药炒黄为末，每次取 6 克，饭前用粥送服。

多年咳嗽

配方： 阿胶（炒）、人参各 62 克。

用法： 将上药一同研末，每次取 9 克，加豉汤一碗、葱白少许，煎服，一天 3 次。

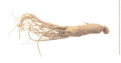

老人便秘

配方： 阿胶（炒）6 克，葱白 3 根。

用法： 将上药用水煎化，加入 30 毫升蜜，温服。

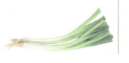

牡蛎

小贴士：牡蛎含有较多的嘌呤，过量食用可能会加重脾胃负担，引发痛风。建议每周吃2次，每次控制在100克以内。

别 名
蛎黄、蚝白、海蛎子等。

性味归经
味咸、涩，性微寒。归肝、肾经。

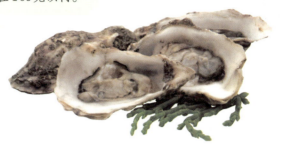

功 效	敛阴，潜阳，止汗，涩精，化痰，软坚。
主 治	心神不安、惊悸失眠、肝阳上亢、头目眩晕等症。
配伍禁忌	恶麻黄、细辛、吴茱萸、辛夷。
使用禁忌	外感表证以及表证未解者不宜服用，便秘者忌用。
原 文	牡蛎，味咸，平。主伤寒寒热，温疟洒洒，惊恚怒气，除拘缓，鼠瘘，女子带下赤白。久服强骨节，杀邪鬼，延年。一名蛎蛤。生池泽。
译 文	牡蛎，味咸，性平。主治因伤寒引起的恶寒发热，以及温疟导致的体弱畏风，平复惊悸、愤怒，缓解身体的拘挛和迟缓状态。能治疗鼠瘘、女子带下赤白。长期服用牡蛎，可以强健筋骨，调理正气，有助于延长寿命。牡蛎又被称为蛎蛤，通常生长在池塘和湖泊等水域环境中。

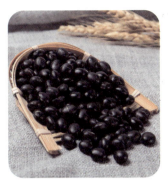

黑豆牡蛎粥

材料： 牡蛎 20 个，葱半根，黑豆、白米各适量，食盐、麻油各少许。

做法： 将黑豆、白米放入锅中，加入适量水煮成粥，再加入牡蛎、盐煮熟，最后撒葱末、淋麻油即可食用。

功效： 美容养颜，抗衰老。

猪肉牡蛎汤

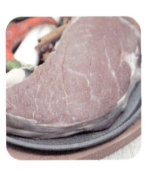

材料： 牡蛎肉 100 克，猪瘦肉 100 克，淀粉少许，食盐适量。

做法： 将牡蛎肉、猪瘦肉切薄片，拌少许淀粉，放开水中煮沸至熟，略加食盐调味，吃肉饮汤。

功效： 缓解营养不良，改善体质虚弱。

药治方

虚劳盗汗

配方： 牡蛎粉、麻黄根、黄芪等份。

用法： 将上药一同研末，用温水或米汤送服，一般每次 3~9 克，每日 2~3 次。

疟疾寒热

配方： 牡蛎粉、杜仲各等份。

用法： 将上药共研为末，加蜜做成梧子大的丸子，每次用温水送服 50 丸。

小便淋闭

配方： 牡蛎粉、黄檗（炒）各等份。

用法： 将上药研末，每次取 3 克，用茴香汤送服。

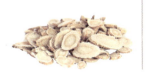

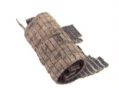

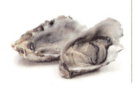

中 品

植物篇

扫码查看

AI司药岐黄先生

日 常 识 药

食 疗 指 南

研 习 古 方

干姜

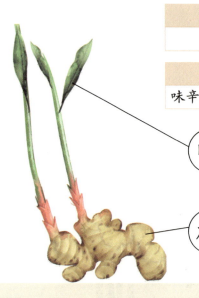

性味归经

味辛，性热。归脾、胃、心、肺经。

叶 味辛，性温，无毒。治寒冷腹痛、中恶霍乱胀满。

根 味辛，性温，无毒。主胸满咳逆上气，能温中止血。

功 效	温中散寒，回阳通脉，温肺化饮。
主 治	脾胃寒证、亡阳证及寒饮伏肺、寒湿痹痛等症。
配伍禁忌	恶黄连、黄芩、天鼠屎。
使用禁忌	阴虚内热、血热妄行者禁服。
原 文	干姜，味辛，温。主胸满，咳逆上气；温中止血；出汗，逐风湿痹；肠澼下痢。生者尤良。久服去臭气，通神明。生川谷。
译 文	干姜，味辛，性温。主治胸部胀满不适，以及咳嗽气喘、气逆上冲；能温中补气，有助于止血；还能促使身体出汗，有助于驱除体内的风湿邪气，缓解因风湿引起的关节痹痛；对于肠泻痢疾也有治疗作用。生姜的疗效更佳。长期服用干姜，可以去除恶臭之气，还有助于提神醒脑。干姜通常生长在川地或山谷之中。

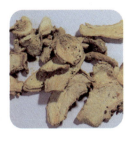

干姜粥

材料： 干姜 5~10 克，粳米 100 克。

做法： 将干姜切片备用，粳米洗净后放入锅中，加入适量清水煮沸，再加入干姜片，改用小火煮至米熟即成。

功效： 温中散寒，温经止痛。

干姜红茶

材料： 红茶 10 克，生姜 18 克，红糖 10 克，热水 1000 毫升。

做法： 将红茶、生姜、红糖一同放入锅中，加入热水煮沸后，转小火煮 5 分钟即可饮用。

功效： 减肥瘦身，改善水肿。

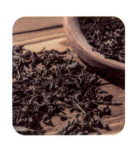

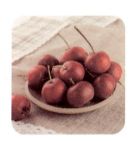

干姜山楂饮

材料： 干姜 5 克，山楂 15 克。

做法： 将干姜、山楂一同放入锅中，加适量清水煮沸后，转小火煮 10 分钟即可饮用。

功效： 温中散寒，消食化积。

食疗方

药治方

赤眼涩痛

配方： 白姜适量。

用法： 将上药研末，用水调后贴于足心。

头晕吐逆

配方： 干姜（炮）7.8 克，甘草（炒）3.6 克。

用法： 将上药加 360 毫升水煎至五成服下。

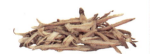

脾寒疟疾

配方： 干姜、高良姜各等份。

用法： 将上药研为末，每次取 3 克，加 240 毫升水煎至七成服下。

菜耳实

菜耳实

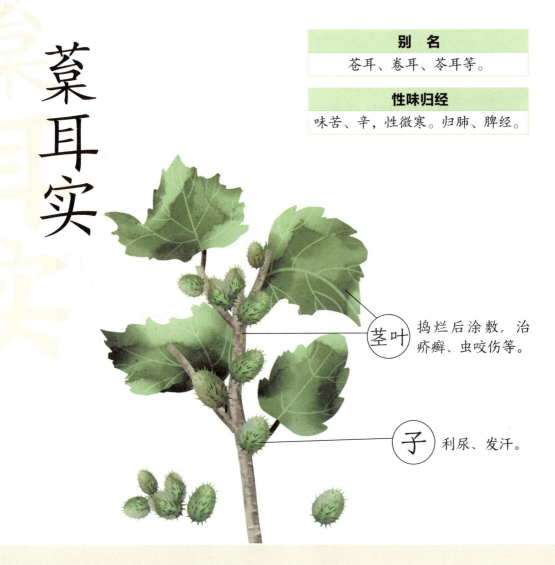

别 名	
苍耳、卷耳、苓耳等。	
性味归经	
味苦、辛，性微寒。归肺、脾经。	

茎叶 捣烂后涂敷，治疥癣、虫咬伤等。

子 利尿、发汗。

功 效	祛风散热，解毒杀虫。
主 治	感冒、头风、头晕、鼻渊、目赤等症。
配伍禁忌	忌猪肉、马肉与米泔。
使用禁忌	有小毒，用量不宜过大。气虚血亏者慎服。

原　文	菜耳实，味甘，温。主风头寒痛，风湿周痹，四肢拘挛痛，恶肉死肌。久服益气，耳目聪明，强志，轻身。一名胡菜，一名地葵。生川谷。
译　文	菜耳实，味甘，性温。主治风寒引起的头痛，风湿引起的周身痹痛、四肢拘挛疼痛，对于坏死的肌肉和腐肉也有治疗作用。长期服用可以增益人的气力，使人耳聪目明，记忆力增强，还能使人感觉身体轻盈。它又叫作胡菜、地葵，生长在川泽山谷之中。

药治方

大腹水肿、小便不利

配方： 苍耳子灰、葶苈末各等份。
用法： 每次取 6 克，用水送服，一天 2 次。

风湿挛痹

配方： 苍耳子 93 克。
用法： 将上药炒为末，加水 1.5 升，煎取 140 毫升，去滓咽下。

产后痢疾

配方： 苍耳叶适量。
用法： 将上药捣烂取汁，每日温服适量，一天 3~4 次。

急性咽喉感染

配方： 菜耳根 1 把，老姜 1 把。
用法： 将上药研汁，用酒调服，立刻见效。

葛根

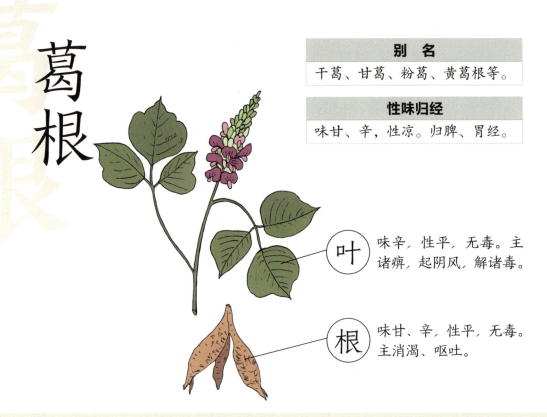

叶 味辛，性平，无毒。主诸痹，起阴风，解诸毒。

根 味甘、辛，性平，无毒。主消渴、呕吐。

功　效	解肌发表出汗，透疹止泻，除烦止温。
主　治	表证发热、项背强痛、麻疹不透、热病口渴等症。
使用禁忌	虚寒者忌用，胃寒呕吐者慎用。
原　文	葛根，味甘，平。主消渴；身大热，呕吐；诸痹；起阴气；解诸毒。葛谷，主下痢十岁已上。一名鸡齐根。生川谷。
译　文	葛根，味甘，性平。主治消渴症、身体严重发热、恶心呕吐，以及各种因风寒湿邪引起的痹证；它还能提升体内的阴气，解除多种毒素。葛谷主治长期下痢达十年以上者。葛根又叫作鸡齐根，生长在山川河谷之中。

葛根菊花茶

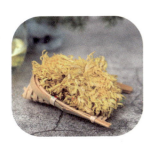

材料： 葛根 10 克，菊花 15 克。

做法： 取葛根、菊花，用沸水冲泡 15~20 分钟即可。

功效： 清热明目，生津止渴。

葛根粥

材料： 葛根 30 克，粳米 50 克。

做法： 粳米洗净，与葛根同入砂锅内，加适量水熬粥即可。

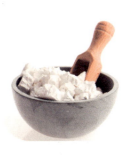

功效： 清热除燥，生津止渴，降压降糖。

药治方

金疮中风，痉强欲死

配方： 生葛根 125 克。

用法： 将上药加水 3 升煮取 1 升，去渣分服。服用时，牙关紧闭者灌服。

酒醉不醒

配方： 生葛根汁 2 升。

用法： 服下即愈。

中毒、上吐下泻

配方： 葛根适量。

用法： 将上药煮成汁，时常饮用。

鼻血不止

配方： 生葛根适量。

用法： 将上药捣汁，每次服用一小盅，每天服用 3 次。

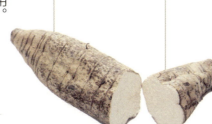

栝楼根

小贴士：主产于山东、河南、安徽、四川。选购时以块大、色白、粉性足、质坚细腻、筋脉少者为佳。生用。

别 名
天花粉、蒌根、瑞雪、天瓜粉、花粉等。

性味归经
味甘、微苦，性微寒。归肺、胃经。

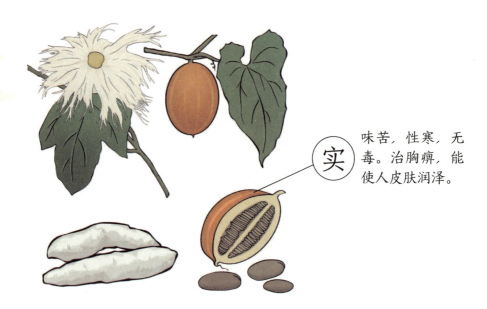

实 味苦，性寒，无毒。治胸痹，能使人皮肤润泽。

功 效	生津止渴，降火润燥，排脓消肿，补虚安中。
主 治	热病烦渴、肺热燥咳、内热消渴、疮疡肿毒等症。
配伍禁忌	忌与乌头同用。

使用禁忌	脾胃虚寒、大便溏泄者慎服。
原　文	栝楼根，味苦，寒。主消渴，身热，烦满大热；补虚安中，续绝伤。一名地楼。生川谷及山阴地。
译　文	栝楼根，味苦，性寒。主治消渴症状、身体发热、胸中烦满和严重的高热不适。还有补虚养身、安和内脏的功效，能续接和修复因外伤或疾病导致的筋骨断裂、损伤。它又叫作地楼，生长在河流山谷以及山的背阴处。

药治方

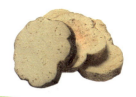

小儿热病，壮热烦渴

配方： 栝楼根末 1.5 克。
用法： 用乳汁调服。

天疱疮

配方： 天花粉、滑石各等份。
用法： 将上药研为末，用水调匀外搽。

风疮疥癣

配方： 生栝楼 1~2 个。
用法： 将上药打碎，用酒浸泡一夜，以酒热饮。

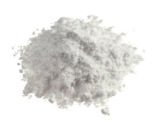

茈胡

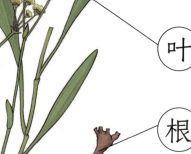

别　名

柴胡、地熏、山菜、茹草、柴草等。

性味归经

味苦、辛，性微寒。归肝、胆经。

叶　味苦，性平，无毒。润心肺，添精髓，治健忘。

根　味苦，性平，无毒。主心腹疾病，祛胃肠中结气及饮食积聚。

功　效	和解表里，疏肝升阳。
主　治	少阳证及表证发热、肝郁气滞等症。
使用禁忌	阴虚阳亢、肝风内动、阴虚火旺及气机上逆者忌用或慎用。
原　文	茈胡，味苦，平。主心腹肠胃中结气，饮食积聚，寒热邪气，推陈致新。久服轻身明目，益精。一名地薰。生山谷。
译　文	茈胡，味苦，性平。主治腹内肠胃中气机不畅、饮食积聚不消化，能驱逐寒热邪气，排出体内的陈旧废物，促进新陈代谢。长期服用茈胡，能使人身体轻盈，改善视力，增益精气。它又叫作地薰，生长在山间谷地之中。

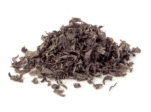

柴胡山楂饮

材料： 柴胡 10 克，山楂 15 克。

做法： 将柴胡、山楂一同放入锅中。加入适量清水，煮沸后转小火煮 10 分钟即可饮用。

功效： 疏肝解郁，消食化积。

柴胡青叶粥

材料： 大米 80 克，柴胡 10 克，大青叶 10 克，白糖适量。

做法： 将柴胡、大青叶放入砂锅里，加水煎汁，去渣取汁备用。大米洗净，放入锅中，倒入煎好的药汁，熬粥。粥熟后加入白糖调味即可。

功效： 疏肝解郁，清热解毒。

药治方

积热下痢

配方： 柴胡、黄芩各等份。

用法： 将上药同半酒半水煎至七成，浸冷后空腹服下。

小儿骨热

配方： 柴胡 124 克，丹砂 93 克。

用法： 将上药共研为末，用猪胆汁拌匀，放在饭上蒸熟后做成绿豆大的药丸。每次服 1 丸，用桃仁、乌梅汤送下，一天 3 次。

虚劳发热

配方： 柴胡、人参各等份。

用法： 每次取上药 9 克，加生姜、大枣同水一起煎服。

眼睛昏暗

配方： 柴胡 7.7 克，决明子 23.2 克。

用法： 将上药共研为末，过筛，用人乳调匀，敷眼上。

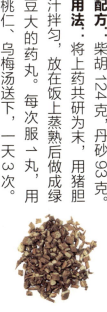

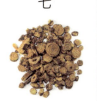

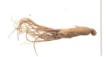

芎䓖

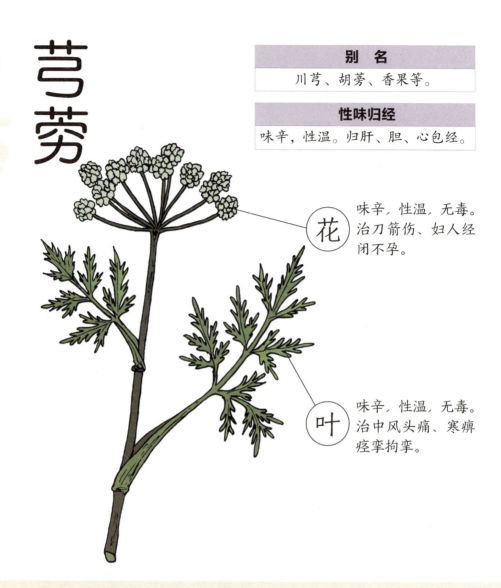

芎䓖

别 名
川芎、胡䓖、香果等。

性味归经
味辛，性温。归肝、胆、心包经。

花 味辛，性温，无毒。治刀箭伤、妇人经闭不孕。

叶 味辛，性温，无毒。治中风头痛、寒痹痉挛拘挛。

功　效	活血祛瘀，行气开郁，祛风止痛。
主　治	心脉瘀阻之胸痹心痛，疮疡肿痛，月经不调、经闭、痛经等症。
使用禁忌	肝阳上亢所引起的头痛者慎用，孕妇忌用。

原 文	芎䓖，味辛，温。主中风入脑头痛，寒痹筋挛缓急，金疮，妇人血闭无子。生川谷。
译 文	芎䓖，味辛，性温。主治因风邪侵入脑部而引起的头痛，寒痹导致的筋脉结聚拘挛、舒缓挛急症状，治疗金属利器造成的创伤，调理女性闭经和不孕问题。川芎生长在山川河谷地带。

药治方

气虚头痛

配方： 芎䓖适量。
用法： 将上药研末，每取 6 克，用茶汤调服。

头晕目眩

配方： 芎䓖、槐子各 31 克。
用法： 将上药研末，每取 9 克，用茶汤送服。

小儿脑热、眼睛红肿

配方： 芎䓖、薄荷、朴硝各 6 克。
用法： 将上药研末，每次取少许吹入鼻中。

诸疮肿痛

配方： 芎䓖、轻粉各适量。
用法： 将芎䓖煅后研末，加入适量轻粉，用麻油调涂患处。

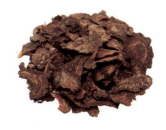

当归

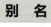

花 味甘，性温，无毒。治妇人漏下、不孕不育。

茎 味甘，性温，无毒。主咳逆上气、温疟寒热。

根 味辛，性温，无毒。疏肝气，补肝血，润肝燥，补风虚。

功 效	补血活血，调经止痛，润肠通便。
主 治	血虚萎黄、眩晕心悸、月经不调、经闭、痛经等症。
配伍禁忌	忌面食。
使用禁忌	湿阻中满及大便溏泄者慎服。
原 文	当归，味甘，温。主咳逆上气，温疟寒热洗洗在皮肤中，妇人漏下绝子，诸恶疮疡、金疮。煮饮之。一名乾归。生川谷。
译 文	当归，味甘，性温。主治咳逆上气，温疟引起的身体寒热交替、皮肤内凉痛，妇女非经期阴道出血、不孕症。还能治疗各种恶疮、溃疡以及金属利器造成的创伤。煎煮服用。当归又叫作乾归，生长在山川河谷。

当归羊肉汤

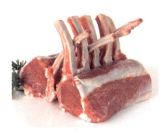

材料： 当归 15 克，党参 15 克，黄芪 30 克，生姜 10 克，羊肉 500 克。

做法： 羊肉切片，各药用纱布包扎，加水一同煎煮至肉烂熟。

功效： 止痛，补血活血，温中健胃。

当归天麻蛋羹

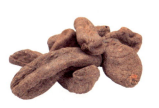

材料： 天麻 10 克，当归 6 克，鸡蛋适量。

做法： 将天麻、当归磨成细粉，加到鸡蛋液中，上汽蒸 10 分钟即可食用。

功效： 平抑肝阳，祛风通络，补血活血，调经止痛。

药治方

久痢

配方： 当归 62 克，吴茱萸 31 克。

用法： 将上药同炒，去吴茱萸研为末，制蜜丸。

小便出血

配方： 当归 125 克。

用法： 将上药锉碎，加 3 升酒煮成 1 升，一次服下。

月经不调

配方： 当归 12 克，干漆（烧存性）6 克。

用法： 将上药研末，加炼蜜做成如梧桐子大小的丸剂，每次取 15 丸，用温酒送服。

大便不通

配方： 当归、白芷各等份。

用法： 将上药研末，每次取 6 克，用米汤送服。

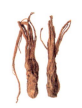

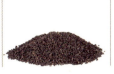

芍药

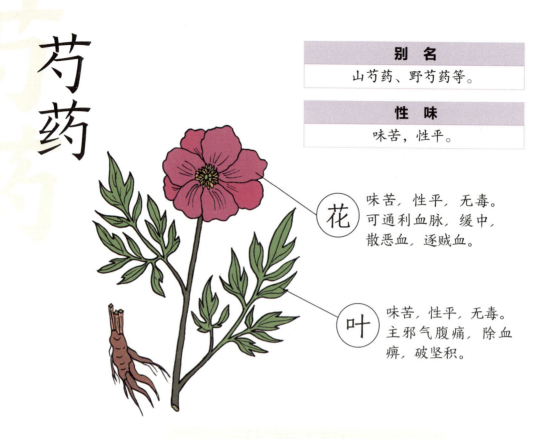

别 名	
山芍药、野芍药等。	

性 味	
味苦，性平。	

花 味苦，性平，无毒。可通利血脉，缓中，散恶血，逐贼血。

叶 味苦，性平，无毒。主邪气腹痛，除血痹，破坚积。

小贴士：芍药根据花色，可分为白芍和赤芍。两者性味相当，但功效和主治不同。

功　效	清热凉血，祛瘀止痛，清泻肝火。
原　文	芍药，味苦，平。主邪气腹痛；除血痹，破坚积，寒热；疝痕；止痛；利小便；益气。生川谷及丘陵。
译　文	芍药，味苦，性平。主治因邪气入侵引起的腹痛；消除血痹，破除体内肿块积聚，治疗身体发寒发热、疝气及腹部留下的疤痕；具有止疼痛、通利小便、补益元气的功效。芍药生长在山谷和丘陵地带。

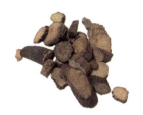

性味归经：味苦，性微寒。归肝经。
功效：清热凉血，活血祛瘀。
主治：温毒发斑、吐血衄血、肠风下血等症。

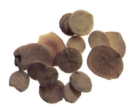

性味归经：味苦、酸，性微寒。归肝、脾经。
功效：养血调经，敛阴止汗，柔肝止痛，平抑肝阳。
主治：血虚萎黄、月经不调、自汗等症。

药治方

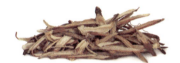

产后血气攻心腹痛

配方：芍药62克，桂（去粗皮）、甘草（炙）各31克。
用法：将以上三味药材粗略捣碎并过筛。每次服用时取9克，加入一碗水，煎煮至剩余七成水量，然后滤去药渣，趁温热时服用，服用时间不受限制。

脚气肿痛

配方：芍药187克，甘草31克。
用法：将上药研为细末，以白开水送服。

月经不停

配方：白芍、香附子、熟艾叶各4.5克。
用法：将上药以水煎服。

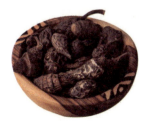

山茱萸

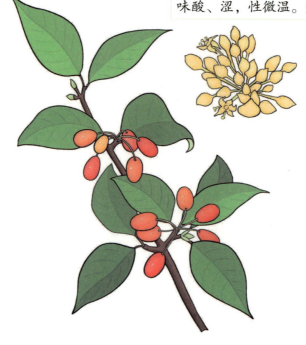

别　名

蜀枣、魁实、鼠矢、鸡足等。

性味归经

味酸、涩，性微温。归肝、肾经。

小贴士：本品为干燥成熟果肉，主产于河南、浙江。选购时以肉肥厚、色紫红、油润柔软者为佳。山茱萸肉生用，或取净山茱萸肉照酒炖法、酒蒸法制用。

功　效	补益肝肾，涩精固脱。
主　治	眩晕耳鸣、腰膝酸痛、阳痿遗精、遗尿尿频等症。
使用禁忌	命门火炽、素有湿热、小便淋涩者禁服。

原 文	山茱萸，味酸，平。主心下邪气，寒热；温中，逐寒湿痹；去三虫。久服轻身。一名蜀枣。生川谷。
译 文	山茱萸，味酸，性平。主治心下邪气积聚，导致忽冷忽热；还能安和脏腑，驱散体内的寒湿痹证；还能去除体内各种寄生虫。长期服用山茱萸，可以使身体变得轻盈。它还有一个名字叫作蜀枣，通常生长在山川河谷之中。

药治方

自汗、盗汗

配方： 山茱萸、防风、黄耆各9克。
用法： 将上药以水煎服。

汗出不止

配方： 山茱萸、白术各15克，牡蛎、龙骨各30克。
用法： 将上药以水煎服。

遗尿

配方： 山茱萸、覆盆、茯苓各9克，熟地12克，附子3克。
用法： 将上药以水煎服。

益阳补气，固精壮神

配方： 山茱萸（酒浸取肉）500克，破故纸（酒浸1日，炮干）250克，当归125克，麝香3克。
用法： 将上药共研末，加炼蜜制成如梧桐子大小的丸剂，每服30丸，睡前以盐酒送服。

老人尿频失禁

配方： 山茱萸9克，五味子、益智仁各6克。
用法： 将上药以水煎服。

杏核仁

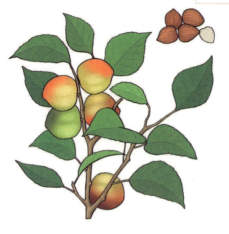

别　名

杏仁、杏子、木落子等。

性味归经

味苦，性微温。归肺、大肠经。

小贴士：本品为干燥种子。夏季果实成熟时采摘，除去果肉及核壳，取种仁，晾干。选购时以颗粒均匀、饱满肥厚、味苦、不发油者为佳。

功　效	止咳平喘，润肠通便。
主　治	咳嗽气喘、胸满痰多、血虚津枯、肠燥便秘等症。
配伍禁忌	有小毒，用量不宜过大。
使用禁忌	阴虚咳喘及大便溏泄者忌用。婴儿慎用。
原　文	杏核仁，味甘，温。主欬逆上气雷鸣，喉痹下气，产乳，金疮，寒心贲豚。生川谷。
译　文	杏核仁，味甘，性温。主咳嗽气喘、哮喘声如雷鸣、喉咙痹痛，有助于气息顺畅下行；还能促进产后乳汁分泌，治疗金属疮伤，以及寒气引起的奔豚症。杏树通常生长在山川河谷地区。

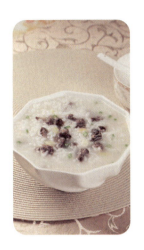

杏仁猪肺粥

材料： 猪肺 150 克，北杏仁 10 克，水发大米 100 克，姜片、葱花各少许，盐 3 克，鸡粉 2 克，芝麻油 2 毫升，料酒 3 毫升，胡椒粉适量。

做法： 将猪肺切小块，汆水捞出；锅中加适量水烧开，放入北杏仁、大米熬粥。待大米熟软后，倒入猪肺、姜片拌匀，煮至食材熟透，加调料调味，撒上葱花即可。

功效： 对高血脂、高血压、高胆固醇具有很好的调节和抑制作用，非常适合糖尿病患者食用。

川贝杏仁粥

材料： 水发大米 75 克，杏仁 20 克，川贝母少许。

做法： 砂锅中加适量水烧热，倒入杏仁、川贝母中火煮约 10 分钟。加入大米，烧开后用小火煮约 30 分钟至食材熟透即可。

功效： 健脾开胃，滋阴润肺，通血脉。

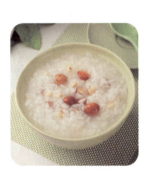

食疗方

药治方

喘促浮肿，小便淋漓

配方： 杏仁 31 克。

用法： 将上药去皮尖，熬后磨细，与米一同煮粥，空腹服 200 毫升。

喉痹痰嗽

配方： 杏仁（去皮、熬黄）0.9 克，桂末 0.3 克。

用法： 将上药调成泥状，裹含咽汁。

头面风肿

配方： 杏仁适量。

用法： 将上药捣成膏，调入鸡蛋黄，涂在布上，包头面。药干再涂。反复七八次可愈。

鼻中生疮

配方： 杏仁适量。

用法： 将上药研末，调入乳汁敷涂。

137

枳实

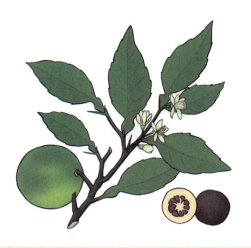

小贴士： 本品为干燥幼果。选购时以外皮色黑绿、香气浓者为佳。生用或麸炒用。

功 效	破气消积，化痰散痞。
主 治	积滞内停、痞满胀痛、泻痢后重、大便不通等症。
使用禁忌	脾胃虚弱者及孕妇慎用。
原 文	枳实，味苦，寒。主大风在皮肤中如麻豆苦痒，除寒热结；止痢；长肌肉；利五脏；益气轻身。生川泽。
译 文	枳实，味苦，性寒。可治疗风邪侵入皮肤生出极痒难忍的小疙瘩，消除体内的寒热积聚；有止泻的功效；能促进肌肉生长；对五脏有益处；还能增补益气，使人身体轻便。枳实通常生长在水边或湿润的草地上。

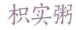

枳实粥

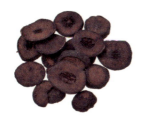

材料： 枳实 15 克，大米 100 克。

做法： 将枳实用清水浸泡 5~10 分钟后水煎取汁，用枳实汁加大米煮为稀粥即可。

功效： 行气消痰，散结消痞。适用于脾胃气滞、饮食不消等症状。

淮山枳实煲鸭汤

材料： 鸭子 1 只，淮山 60 克，枳实 15 克，陈皮 1 块。

做法： 洗净食材，淮山去皮切块，鸭子斩大块、焯水去腥。将所有材料一同放入汤煲中，加入适量冷水，煮沸后转小火煲 2~3 小时，最后加盐调味即可。

功效： 健脾开胃，行气消滞。适合食积停滞、脘腹胀满者食用。

药治方		
产后腹痛	**配方：** 枳实（麸炒）、芍药（酒炒）各 6 克。 **用法：** 将上药研末服用，或水煎服。	
妇人阴肿、坚痛	**配方：** 枳实 250 克。 **用法：** 将上药碎炒，用棉裹熨。	
大便不通	**配方：** 枳实、皂荚各等份。 **用法：** 将上药研末，制成饭丸，以米汤送服。	
卒胸痹痛	**配方：** 枳实适量。 **用法：** 将上药研末，每次取 1 克，温水送服，白天 3 次，夜晚 1 次。	

食疗方

厚朴

小贴士： 本品为干燥干皮、根皮及枝皮。选购时以皮厚、油性足、断面紫棕色、有小亮星、气味浓厚者为佳。切丝，生用或姜汁炙用。

功　效	燥湿消痰，下气除满。
主　治	湿滞伤中、脘痞吐泻、食积气滞、腹胀便秘等症。
配伍禁忌	恶硝石、泽泻，忌生冷黏腻食物、豆类食物。
使用禁忌	气虚津亏者及孕妇慎用。
原　文	厚朴，味苦，温。主中风、伤寒头痛，寒热；惊悸；气血痹死肌；去三虫。生山谷。
译　文	厚朴，味苦，性温。主治中风、伤寒引起的头痛，身体忽冷忽热症状，缓解心悸，治疗气血不通导致的肌肉坏死；它还能驱除体内的多种寄生虫。这种药材生长在山谷之中。

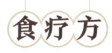

白术厚朴粥

材料： 白术 10 克，厚朴 10 克，肉豆蔻 7 克，粳米 100 克。

做法： 将白术、厚朴、肉豆蔻一起放入锅内，加水煮沸 15~20 分钟。滤取汁液，放入粳米。用小火熬煮成稠粥即可。

功效： 温中健脾燥湿。适宜于寒湿困脾型慢性腹泻者服食。

厚朴花茶

材料： 厚朴 10 克，花茶 3 克。

做法： 杯中放入厚朴、白术，用 300 毫升开水冲泡，冲饮至味淡即可。

功效： 温中下气，燥湿祛痰，抗菌。

药治方	腹痛胀满	**配方：** 厚朴（炙）250 克，甘草、大黄各 93 克，枣 10 枚，大枳实 5 枚，桂枝 62 克，生姜 156 克。 **用法：** 将上药加 10 升水煎取 4 升，每次温服 800 毫升，一天 3 次。	
	霍乱腹痛	**配方：** 厚朴（炙）125 克，桂心、生姜各 62 克，枳实 5 枚。 **用法：** 将上药加 6 升水煎取 2 升，分 3 次服用。	
	久痢	**配方：** 厚朴、黄连各 93 克。 **用法：** 将上药加水 3 升煎取 2 升，空腹慢服。	
	尿液混浊	**配方：** 厚朴（姜汁炙）31 克，白茯苓 3 克。 **用法：** 将上药加水、酒各 240 毫升，煎取 240 毫升，温服。	

秦皮

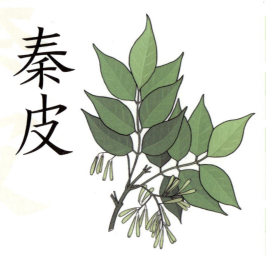

别　名	岑皮、秦白皮等。
性味归经	味苦、涩，性寒。归肝、胆、大肠经。
功效主治	清热燥湿，收涩，明目。治热痢、泄泻、赤白带下、目赤肿痛、目生翳膜等。
使用禁忌	脾胃虚寒者忌用。

原　文	秦皮，味苦，微寒。主风寒湿痹，洗洗寒气，除热；目中青翳、白膜。久服头不白，轻身。生川谷。
译　文	秦皮，味苦，性微寒。主治风寒湿痹，能驱散身体里的寒气，清除体内的热邪；对于眼睛中出现的青色斑点或白色薄膜也有治疗效果。长期服用秦皮，可以使头发不容易变白，身体轻盈。秦皮通常生长在山谷的溪流边。

药治方

血痢连年	**配方：** 秦皮、鼠尾草、蔷薇根各等份。 **用法：** 将上药用水在铜器重釜中煎取汁液，调成如梧桐子大小的丸剂，每次服 5~6 丸，一日 2 次，也可煎饮。
赤眼生翳	**配方：** 秦皮 31 克。 **用法：** 将上药加 1500 毫升水煎取 700 毫升，澄清，每天温洗。

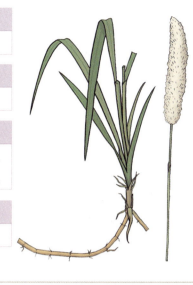

茅根

别 名	
白茅根、兰根、茹根、地管等。	
性味归经	
味甘，性寒。归肺、胃、膀胱经。	
功效主治	
凉血止血，清热利尿。治血热吐血、衄血、尿血、热病烦渴、黄疸等症。	
使用禁忌	
脾胃虚寒、溲多不渴者禁服。	

原 文	茅根，味甘，寒。主劳伤虚羸，补中益气；除瘀血；血闭；寒热；利小便。其苗，主下水。一名兰根，一名茹根。生山谷、田野。
译 文	茅根，味甘，性寒。主治因劳累过度而导致的身体虚弱、消瘦，能够补充和增强中气；还能清除体内的瘀血，治疗女性闭经以及因寒热引起的身体不适，有助于促进小便排出。茅草根幼苗的主要功效为促进体内水分排出。茅草根又叫作兰根、茹根，通常生长在山谷、田野中。

药治方

小便出血	**配方：**茅根适量。 **用法：**将上药煎汤饮用，频饮效果更佳。
小便热淋	**配方：**白茅根 400 克。 **用法：**将上药加 15 升水煎取 5 升，温服，每日 3 次。

紫草

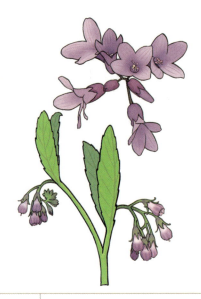

别　名
硬紫草、软紫草、紫丹、紫芙等。

性味归经
味甘，性寒。归心、肝经。

功效主治
清热凉血，活血，解毒透疹。治血热毒盛、斑疹紫黑、麻疹不透、疮疡、湿疹等症。

使用禁忌
胃肠虚弱、大便滑泻者慎服。

原　文	紫草，味苦，寒。主心腹邪气，五疸；补中益气；利九窍；通水道。一名紫丹，一名紫芙。生山谷。
译　文	紫草，味苦，性寒。主治心腹邪气郁结以及五种疸病，能安和五脏、增强气力，通利身体九窍，还能促进尿液排出。紫草又叫作紫丹、紫芙，通常生长在山谷等地方。

药治方

小儿疹痘
配方： 紫草 78 克。
用法： 将上药以百沸汤一盏浸泡，密封确保不泄气，待温度适宜服用 50 毫升。也可煎服。

痘毒
配方： 紫草 3 克，陈皮 1.5 克，葱白 10 克。
用法： 将上药用新汲水煎服。

恶虫咬伤
配方： 紫草适量。
用法： 将上药煎油涂在患处。

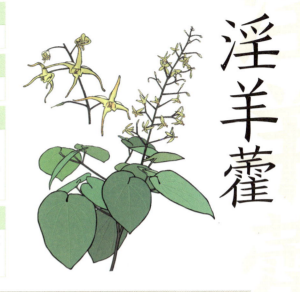

淫羊藿

别　名

刚前、仙灵脾、仙灵毗等。

性味归经

味辛、甘，性温。归肾、肝经。

功效主治

补肾壮阳，强筋健骨，祛风除湿。
治肾阳不足、阳痿遗精、遗尿尿频、
风湿痹痛、骨痿瘫痪等症。

使用禁忌

孕妇，外感热病、实热内炽者不宜
大量长期服用，水痘患者不宜用。

原　文	淫羊藿，味辛，寒。主阴痿绝伤；茎中痛，利小便，益气力；强志。一名刚前。生山谷。
译　文	淫羊藿，味辛，性寒。主治阳痿不起，能缓解阴茎内部疼痛，通利小便，增强体力和意志力。淫羊藿又叫作刚前，通常生长在山谷等地方。

药治方

目昏生翳

配方： 淫羊藿、生王瓜（即红色的小栝楼）各等份。
用法： 将上药研为末，每次取 3 克，以茶送服，一天 2 次。

痘疹入目

配方： 淫羊藿、威灵仙各等份。
用法： 将上药研为末，每次取 1.5 克，以米汤送服。

虚火牙痛

配方： 淫羊藿适量。
用法： 将上药煎汤，时常漱口。

石韦

石韦

别 名
小石韦、飞刀剑、石皮等。

性味归经
味甘、苦，性微寒。归肺、膀胱经。

功效主治
利尿通淋，清热止血。治热淋、血淋、石淋、小便不通、淋沥涩痛等症。

使用禁忌	阴虚及无湿热者忌服。
原 文	石韦，味苦，平。主劳热；邪气五癃闭不通，利小便水道。一名石䩸。生山谷石上。
译 文	石韦，味苦，性平。主治因劳累过度引起的发热，邪气导致的五癃、气闭不通，能通利小便。石韦又叫作石䩸，通常生长在山谷中的岩石上。

药治方

崩中漏下	**配方：** 石韦适量。 **用法：** 将上药研为末，每次取 9 克，以温酒送服。
气热咳嗽	**配方：** 石韦、槟榔各等份。 **用法：** 将上药研为末，每次取 6 克，以姜汤送服。
血淋	**配方：** 石韦、当归、蒲黄、芍药各等份。 **用法：** 将上药研为末，每次取 1 克，以酒送服，每日 3 次。

桑根白皮

别 名
桑白皮、白桑皮、桑皮等。

性味归经
味甘，性寒。归肺经。

功效主治
泻肺平喘，利水消肿。治肺热咳喘、水肿等症。

使用禁忌
肺寒无火及风寒咳嗽者禁服。

原 文	桑根白皮，味甘，寒。主伤中，五劳六极，羸瘦；崩中；脉绝；补虚益气。叶，主除寒热出汗。桑耳，黑者，主女子漏下赤白汁，血病癥瘕积聚，阴痛，阴阳寒热无子。五木耳，名檽，益气不饥，轻身强志。生山谷。
译 文	桑根白皮，味甘，性寒。主治因身体受损而引发的多种虚劳症状，如五劳（心、肝、脾、肺、肾的劳损）和六极（气、血、筋、骨、肌、精的极度虚弱），身体消瘦，女性子宫出血过多，脉象微弱或断绝；能补充体内的正气，增强体质。桑叶主治因寒热引起的出汗症状。黑色的桑木耳可治疗女子非经期流血、带下赤白等症，以及血液疾病、癥瘕积聚、阴部疼痛，阴阳失调导致的寒热症状和不孕症。五木耳叫作檽，能益气养血，吃了之后不容易感到饥饿，还能使人身体轻盈，增强意志力。桑树多生长在山谷之中。

药治方

产后下血	**配方：**桑根白皮适量。 **用法：**将上药炙过，煮水服用。	

竹叶

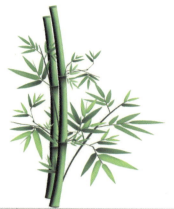

别 名
淡竹叶。

性味归经
味甘、淡，性寒。归心、肺、胃经。

功效主治
清热除烦，生津利尿。治热病烦渴、咳逆吐衄、小便短赤等症。

使用禁忌	脾胃虚寒及便溏者禁用。
原　文	竹叶，味苦，平。主欬逆上气；溢筋急；恶疡；杀小虫。根，作汤，益气止渴，补虚下气。汁，主风痓。实，通神明，益气。
译　文	竹叶，味苦，性平。主治咳嗽气喘、筋骨拘挛紧张、恶性溃疡，能杀死小虫。竹根煮汤，可以益气生津、止渴补虚，还能降气平喘。竹沥汁主治因风邪引起的痉挛抽搐。竹实有通神明、益气的作用。

药治方

小儿头疮	配方：苦竹叶适量。 用法：将上药烧成末，调入猪胆，涂擦于患处。
牙龈出血	配方：淡竹叶适量。 用法：将上药煎浓汁，含漱即可。
脱肛不收	配方：淡竹叶适量。 用法：将上药煎浓汤热浴。

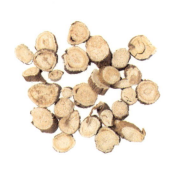

苦参

别　名
苦骨、川参、水槐、苦识等。

性味归经
味苦，性寒。归心、肝、胃、大肠经。

功效主治
清热燥湿，杀虫利尿。治湿热泻痢、便血、黄疸、湿热带下等症。

配伍禁忌	反藜芦，恶贝母、菟丝子。
使用禁忌	脾胃虚寒者忌用。
原　文	苦参，味苦，寒。主心腹结气，癥瘕、积聚，黄疸，溺有余沥；逐水，除痈肿，补中明目止泪。一名水槐，一名苦识。生山谷及田野。
译　文	苦参，味苦，性寒。主治心腹间气机郁结、癥瘕，能消除积聚、黄疸，以及小便淋漓不尽。还能帮助排出体内多余的水分，消除痈肿，补益内脏，改善视力，缓解或消除不自主流泪的症状。苦参又叫作水槐、苦识，生长在山谷以及田野之中。

药治方

饮食中毒
配方： 苦参93克。
用法： 将上药以苦酒1.5升煮至800毫升，分2次服用，吐出即愈。

热病发狂
配方： 苦参末适量。
用法： 将上药加蜜调成丸子，如梧桐子般大，每次用薄荷汤送服10丸。也可取苦参末6克，水煎服。

秦艽

秦艽

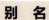

别　名
秦胶、秦纠、秦瓜、左秦艽、大艽等。

性味归经
性微寒，味苦、辛。归胃、肝、胆经。

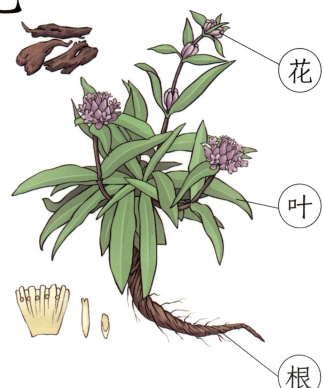

花　味苦，性平，无毒。泄热，益胆气。

叶　味苦，性平，无毒。治胃热虚劳发热。

根　味苦，性平，无毒。主寒热邪气、寒湿风痹、关节疼痛。

功　效	祛风湿，清湿热，止痹痛。
主　治	风湿痹痛、筋脉拘挛、骨节酸痛等症。
使用禁忌	久痛虚羸、溲多、便溏者慎服。

原　文	秦艽，味苦，平。主寒热邪气，寒湿风痹，肢节痛；下水，利小便。生山谷。
译　文	秦艽，味苦，性平。主治体内的恶寒邪热之气、寒湿风痹痛、四肢关节疼痛，还有下水气、通利小便的功效。秦艽生长在山谷之中。

秦艽丹参瘦肉汤 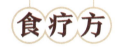食疗方

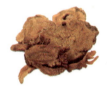

材料： 秦艽 30 克，丹参 30 克，瘦肉 50 克。
做法： 瘦肉洗净切块。将瘦肉与药材（秦艽、丹参）共入煲内，加水适量，小火煲烂即可。
功效： 祛风湿，清热止痛，活血通络。适用于风湿病患者。

药治方

小便艰难，腹满疼痛急症	**配方：** 秦艽 31 克。 **用法：** 将上药以水一盏，煎至七分，分作 2 次服。
胎动不安	**配方：** 秦艽、炙甘草、炒鹿角胶各 15.5 克。 **用法：** 将上药共研末，每次用 9 克，加水一大盏、糯米 50 粒，煎服。
伤寒烦渴	**配方：** 秦艽 31 克。 **用法：** 将上药用牛乳一大盏，煎至六成，分作 2 次服。
急劳烦热	**配方：** 秦艽、柴胡各 31 克，甘草 15 克。 **用法：** 将上药研细，每次取 9 克，以开水送服。

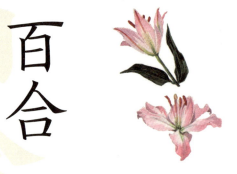

百合

别　名

白百合、蒜脑薯、玉手炉、倒仙等。

性味归经

味甘、微苦，性平。归心、肺经。

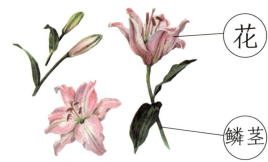

花　味甘、微苦，性微寒、平，归肺经。治咳嗽、眩晕、夜寐不安、天疱湿疮。

鳞茎　味甘，性微寒，归肺、心经。主肺热咳嗽、劳嗽咯血、虚烦惊悸、失眠多梦。

功　效	养阴润肺，清心安神。
主　治	阴虚燥咳、劳嗽咳血等症。
使用禁忌	风寒咳嗽、中寒便溏者忌服。
原　文	百合，味甘，平。主邪气腹胀心痛，利大小便，补中益气。生川谷。
译　文	百合，味甘，性平。主治因邪气侵入导致的腹部胀满和心痛不适，还能通利大小便，有补中益气的功效。百合生长在河川与山谷之中。

食疗方

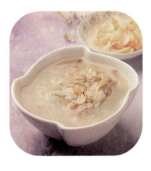

绿豆百合粥

材料： 绿豆 100 克，粳米或糯米适量，百合 50 克，白砂糖或冰糖适量。

做法： 绿豆、粳米或糯米加水适量煮熟，再加入洗净的鲜百合略煮片刻，食用前加入白砂糖或冰糖调味。

功效： 清热解毒，利水消肿。

蜜汁百合

材料： 百合 60 克，蜂蜜 30 克。

做法： 将百合与蜂蜜拌匀后，隔水蒸熟食用。

功效： 滋润心肺，润肠通便。

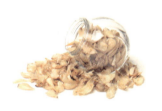

药治方

内热、咽喉肿痛、肝热目赤

配方： 干百合 2 朵，菊花 3 朵，绿茶、金银花、荷各少许。

用法： 将所有原料混合后用沸水冲泡 5 分钟。代茶饮，每天一剂。

肺病吐血

配方： 新百合适量。

用法： 将上药捣汁，以水送服。

咳嗽烦闷

配方： 新百合 125 克。

用法： 将上药加蜜蒸软，不时含 1 片吞津。

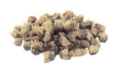

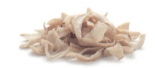

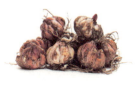

知母

别　名

连母、水参、地参、蚔母等。

性味归经

性寒，味苦。归肺、胃、肾经。

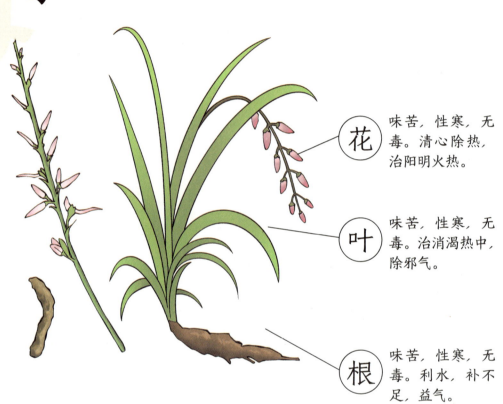

花　味苦，性寒，无毒。清心除热，治阳明火热。

叶　味苦，性寒，无毒。治消渴热中，除邪气。

根　味苦，性寒，无毒。利水，补不足，益气。

功　效	清热泻火，生津润燥。
主　治	外感热病、高热烦渴、肺热燥咳、内热消渴、肠燥便秘等症。
使用禁忌	脾胃虚寒、大便溏泄者禁服。

原　文	知母，味苦，寒。主消渴热中，除邪气；肢体浮肿，下水；补不足、益气。一名蚳母，一名连母，一名野蓼，一名地参，一名水参，一名水浚，一名货母，一名蝭母。生川谷。
译　文	知母，味苦，性寒。主治消渴症和体内发热，能清除体内邪气；治疗肢体浮肿，帮助排出体内多余的水分；还能补益身体的不足，增益气血。知母又叫作蚳母、连母、野蓼、地参、水参、水浚、货母、蝭母，生长在山川河谷。

药治方

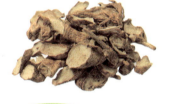

妊娠不足月，腹痛欲产

配方： 知母 62 克。

用法： 将上药研细，和蜜做成如梧桐子大小的丸剂，每次取 20 丸，以米粥送服。

紫癜风疾

配方： 知母适量。

用法： 用醋磨知母，涂搽在患处。

久咳气急

配方： 知母（去毛切片，隔纸炒）15 克，北杏仁（姜水泡后去皮尖，焙干）15 克。

用法： 将上药加水一盏半，煎取一盏，饭后温服。

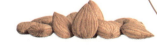

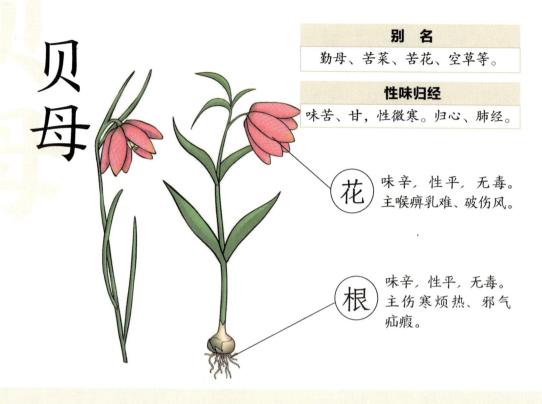

贝母

贝母

别　名

勤母、苦菜、苦花、空草等。

性味归经

味苦、甘，性微寒。归心、肺经。

花　味辛，性平，无毒。主喉痹乳难、破伤风。

根　味辛，性平，无毒。主伤寒烦热、邪气疝瘕。

功　效	润肺止咳，化痰散结。
主　治	肺热咳嗽、肺虚久咳、咯血、肺痿等症。
配伍禁忌	不宜与川乌、制川乌、草乌、制草乌、附子同用。
使用禁忌	寒湿痰及食积痰火作嗽、湿痰在胃恶心欲吐者禁用。
原　文	贝母，味辛，平。主伤寒烦热，淋沥邪气，疝瘕，喉痹，乳难，金疮风痉。一名空草。
译　文	贝母，味辛，性平。主治外感伤寒、烦躁发热、小便淋漓不尽，驱逐体内邪气，治疗疝瘕、喉痹，妇女产后乳汁分泌困难，金属利器造成的破伤风。它还有一个别名叫作空草。

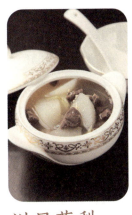

川贝炖猪肺

材料: 猪肺半个,川贝母 15 克,雪梨 4 个,盐适量。

做法: 洗净食材,猪肺切厚片,放入开水中煮 5 分钟,捞起过冷水,沥干水。雪梨连皮切四块,去核。把全部材料放入开水锅内,煮沸后转小火煲 2~3 小时,加盐调味即可。

功效: 润肺、化痰、止咳,适用于燥热伤肺、咳嗽痰稠、咽干口渴等症状。

川贝蒸梨

材料: 川贝适量,雪梨 1 个,冰糖适量。

做法: 雪梨削皮、切半,挖去梨核。将半个雪梨放入碗中,在挖空处放入冰糖和川贝。小火蒸半小时左右即可。

功效: 滋阴润肺、化痰,适用于肺热燥咳、干咳少痰等症状。

药治方

久咳不愈、胃食积聚	**配方:** 贝母去心 31 克,姜制厚朴 15.5 克。 **用法:** 将上药和蜜调做成如梧子大的丸子,每次用白开水送服 50 丸。
鼻出血不止	**配方:** 贝母(炮后)适量。 **用法:** 将上药研为末,用温浆水送服 6 克。
忧郁不乐、胸膈郁积	**配方:** 贝母适量。 **用法:** 将上药去心,加姜汁炒后研细,以姜汁、面糊调制成丸子,每次服用 70 丸。
乳痈初肿	**配方:** 贝母 6 克。 **用法:** 将上药研为末,每次取 6 克,以酒送服。另外找人吮乳,使其通畅。

地榆

别 名

白地榆、鼠尾地榆、涩地榆等。

性味归经

味苦、酸、涩，性微寒。归肝、大肠经。

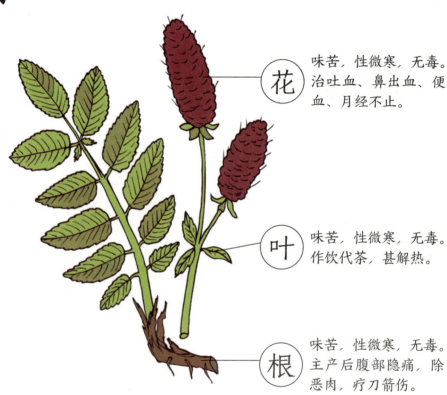

花 味苦，性微寒，无毒。治吐血、鼻出血、便血、月经不止。

叶 味苦，性微寒，无毒。作饮代茶，甚解热。

根 味苦，性微寒，无毒。主产后腹部隐痛，除恶肉，疗刀箭伤。

功 效	凉血止血，清热解毒。
主 治	血热便血、痔血、崩漏等症。
使用禁忌	虚寒性便血、下痢、崩漏及出血有瘀者慎用。

原 文	地榆，味苦，微寒。主妇人乳痓痛，七伤，带下病；止痛；除恶肉；止汗；疗金疮。生山谷。
译 文	地榆，味苦，性微寒。主治妇女生产时痉挛抽痛、多种慢性虚损、妇女带下病，具有止痛、去除腐肉、止汗等功效，治疗金属利器造成的创伤。地榆生长在山谷之中。

食疗方

地榆粥

材料： 地榆 20 克，大米 100 克，白糖适量。

做法： 将地榆择净，放入锅中，加清水适量，浸泡 5~10 分钟后，水煎取汁。加大米煮粥，待粥熟时下白糖，再煮一二沸即成。

功效： 清热凉血，适用于衄血、咯血、吐血、尿血等症。

药治方

长期大便下血	**配方：** 地榆、鼠尾草各 62 克。 **用法：** 将上药加水 2 升煮至 1 升，一次性服完。
赤白下痢	**配方：** 地榆 500 克。 **用法：** 将上药用水 3 升，煮取 1.5 升，去渣后熬成膏，每次空腹服 60 毫升，每天 2 次。
小儿湿疮	**配方：** 地榆适量。 **用法：** 将上药煎成浓汁，每天洗疮 2 次。
血痢不止	**配方：** 地榆适量。 **用法：** 将上药晒干研细，每次取 6 克，掺和在羊血上炙熟服下。

龙眼

龙眼

别　名
桂圆、益智等。

性味归经
味甘，性温。归心、脾、胃经。

叶 性平，味甘，无毒。能开胃健脾，补虚长智。

果实 味甘，性平，无毒。主五脏邪气，能安志，治厌食。

功　效	补心脾，益气血，健脾胃。
主　治	虚劳赢弱、失眠、健忘、惊悸等症。
使用禁忌	患有外感实邪、痰饮胀满者勿食龙眼肉。
原　文	龙眼，味甘，平。主五脏邪气；安志，厌食。久服强魂聪明，轻身不老，通神明。一名益智。生山谷。
译　文	龙眼，味甘，性平。主治五脏内的邪气，能够安定心神，改善食欲不振。长期适量食用，可以使人精神焕发、耳聪目明，还有助于身体轻盈，延缓衰老，达到通神益智的效果。它又叫作益智，生长在山谷之中。

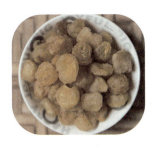

龙眼肉粥

材料： 龙眼肉 15 克，红枣 15 克，粳米 100 克。

做法： 将粳米、龙眼肉和红枣放入锅中，加水煮粥，直至米熟烂，加适量白糖调味。

功效： 此粥具有健脾养心、补血安神的功效。

龙眼肉红枣饮

材料： 龙眼肉 15 克，黑木耳 15 克，红枣 15 枚，冰糖适量。

做法： 将龙眼肉、黑木耳和红枣浸泡后，放入碗中，加入冰糖和水，蒸 30 分钟即可。

功效： 滋阴活血，补气养血。

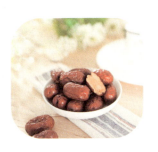

药治方

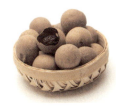

思虑过度、虚烦不眠

配方： 龙眼肉、酸枣仁（炒过）、炙黄芪、白术（焙干）、茯神各 31 克，木香 15.6 克，炙甘草 7.8 克。

用法： 将上药分别切细，每次取 15 克，加枣 1 枚、姜 3 片，水煎服。

脾虚泄泻

配方： 龙眼干 14 粒，生姜 3 片。

用法： 将上药以水煎汤服。

梅实

性味归经

味酸、涩，性平。归肝、脾、肺、大肠经。

果实 —— 味酸，性平，无毒。收敛生津，安蛔驱虫，去痰。

功　效	敛肺，涩肠，生津，安蛔。
主　治	肺虚久咳、久痢滑肠、虚热消渴、蛔厥呕吐腹痛等症。
配伍禁忌	不宜与苍术同用，忌食猪肉、葱，不宜多食久食。
原　文	梅实，味酸，平。主下气，除热烦满，安心；肢体痛；偏枯不仁死肌；去青黑痣、恶肉。生川谷。
译　文	梅子，味酸，性平。主要功效是下气，消除发热和胸中烦满，还能安定心神，缓解肢体疼痛，治疗偏枯半身不遂、肌肉麻木不仁，去除皮肤上的青黑痣和腐恶肉。梅子生长在河流山谷处。

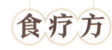
乌梅麦冬陈皮饮

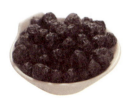

材料： 乌梅、麦冬、陈皮各适量。

做法： 将乌梅、麦冬和陈皮一同煮沸，小火慢炖 20 分钟，过滤后即可饮用。

功效： 润肺养阴、生津止渴，适于上火的孩子饮用。

乌梅生姜汤

材料： 乌梅、生姜、冰糖各适量。

做法： 生姜切片，与乌梅一同煮沸，小火慢炖 10 分钟，加入适量冰糖调味即可。

功效： 温胃散寒、和胃止呕，可用于治疗胃寒呕逆、妊娠呕吐以及晕动症。

乌梅肉桂汤

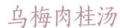

材料： 乌梅、肉桂、冰糖各适量。

做法： 乌梅加适量清水，大火烧开转小火煮 20 分钟，加肉桂再煮 5 分钟，最后加入冰糖调味即可。

功效： 滋阳补气、补津润燥，适合阳虚有虚热、上热下寒的人群。

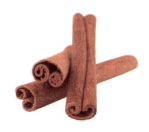

药治方

血崩

配方： 乌梅肉（烧存性）7 枚。

用法： 将上药研末，以米汤送服，一天 2 次。

大便不通

配方： 乌梅 10 枚。

用法： 将上药泡热水中去核，做成如枣般大小的丸剂，塞在肛门内，不久即通。

大便下血

配方： 乌梅肉（烧存性）93 克。

用法： 将上药研末，加醋、面糊制成丸剂，每次取 20 丸，以酒送服。

牡丹

性味归经

味苦、辛，性微寒。归心、肝、肾经。

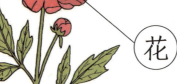

花　味辛，性寒，无毒。治神志不宁、无汗骨蒸、鼻出血、吐血。

功　效	清热凉血，活血化瘀。
主　治	温毒发斑、吐血衄血、夜热早凉、无汗骨蒸、经闭痛经、痈肿疮毒等症。
配伍禁忌	忌蒜，不宜与芫荽同用。
使用禁忌	血虚、虚寒诸证者，孕妇及妇女月经过多者禁服。
原　文	牡丹，味辛，寒。主寒热；中风瘛疭、痉、惊、痫邪气；除癥坚，瘀血留舍肠胃；安五脏；疗痈疮。一名鹿韭，一名鼠姑。生山谷。
译　文	牡丹，味辛，性寒。主治恶寒发热，中风抽搐痉挛，惊厥痫症等邪气；能消除体内的肿块和坚结，排除瘀积在肠胃中的血液；有助于安定五脏六腑，治疗痈疮。它又叫作鹿韭、鼠姑。牡丹生长在山谷之中。

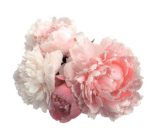

牡丹花茶

材料： 牡丹花 5 克。

做法： 杯中放入牡丹花，加适量开水，冲泡 10 分钟即可。

功效： 养血和肝，散郁祛瘀。

牡丹花粥

材料： 牡丹花（干）15 克，粳米 50 克，红糖适量。

做法： 锅中加清水煎煮粳米为粥，待粥熟时，调入牡丹花末和红糖，搅拌均匀即可。

功效： 通经祛瘀，适于闭经妇女食用。

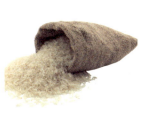

药治方

疝气，觉气胀不能动

配方： 牡丹皮、防风各等份。

用法： 将上药研为末，每次用酒送服 6 克。

伤损瘀血

配方： 牡丹皮 62 克，虻虫（熬后）21 枚。

用法： 将上药共捣末，每天早晨用温酒送服 1 匙。

下部生疮已破溃

配方： 牡丹末适量。

用法： 每次取牡丹末 1 匙，开水送服，一天 3 次。

妇女恶血

配方： 牡丹皮、干漆（烧至烟尽）各 15.6 克。

用法： 将上药加水 480 毫升煎至 240 毫升服下。

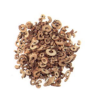

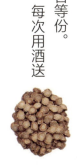

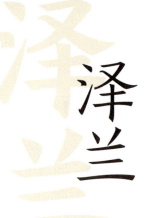

泽兰

别 名
红梗草、虎兰、风药、蛇王草等。

性味归经
味苦、辛，性微温。归肝、脾经。

功效主治
活血化瘀，行水消肿。治月经不调、经闭、痛经、产后瘀血腹痛等症。

使用禁忌
无瘀滞者慎用。

原 文	泽兰，味苦，微温。主乳妇内衄、中风馀疾；大腹水肿，身面、四肢浮肿，骨节中水；金疮痈肿疮脓。一名虎兰，一名龙枣。生大泽傍。
译 文	泽兰，味苦，性温。主治产妇内脏有瘀血、中风后遗症、腹部水肿，以及身体表面、四肢的浮肿，骨骼关节中水肿，金属创伤痈肿形成的脓疮。泽兰还被称作虎兰、龙枣，生长在大片水域的旁边。

药治方

产后水肿，血虚浮肿	**配方：**泽兰、防己各等份。 **用法：**将上药研末，每次用醋汤送服6克。
小儿褥疮	**配方：**泽兰适量。 **用法：**将上药嚼烂，贴敷于疮上，效果好。
疮肿初起，损伤瘀肿	**配方：**泽兰适量。 **用法：**将上药捣烂，外敷于患处，有效。
疮疡肿毒，消肿散痈	**配方：**泽兰、当归、银花、甘草各适量。 **用法：**将上药用水煎服。

防己

别　名
粉防己、粉寸己、汉防己等。

性味归经
味苦、辛，性寒。归膀胱、肺经。

功效主治
利水消肿，祛风止痛。治水肿脚气、小便不利、湿疹疮毒、风湿痹痛、高血压。

配伍禁忌
畏紫菀、草薢，恶细辛，杀雄黄毒。

使用禁忌
食欲不振及阴虚无湿热者忌用。

原　文	防己，味辛，平。主风寒温疟，热气诸痫；除邪，利大小便。一名解离。生川谷。
译　文	防己，味辛，性平。主治外感风寒、温疟病，以及由热气引起的各种痫病，能祛除体内的邪气，通利大小便。防己又叫作解离，生长在山川河谷地带。

药治方

小便淋涩
配方： 木防己、防风、葵子各62克。
用法： 将上药分别捣碎，加水5升煮成2.5升，分3次服用。

关节风湿
配方： 防己31克，黄芪70克，白术23克，甘草15.6克。
用法： 将上药一起研末，每次取15克，加枣1枚、生姜4片、水360毫升，煎至八成，温服。过段时间再服。

肺痿喘嗽
配方： 防己末6克。
用法： 将上药加浆水240毫升煎至七成，缓慢饮服。

瞿麦

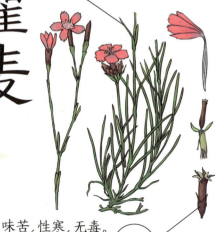

主痔瘘并泻血，做成汤粥食用。

叶

味苦，性寒，无毒。主关格、各种癃闭及小便不通。

穗

别　名
石竹花、巨句麦、大兰、山瞿麦、南天竺草等。

性味归经
味苦，性寒。归心、小肠经。

功效主治
利尿通淋，破血通经。治淋证及闭经、月经不调、痈肿等症。

配伍禁忌
恶桑螵蛸。

使用禁忌
脾、肾气虚者，孕妇慎用。

原　文	瞿麦，味苦，寒。主关格，诸癃结，小便不通；出刺，决痈肿，明目去翳，破胎堕子、闭血。一名巨句麦。生川谷。
译　文	瞿麦，味苦，性寒。主治关格癃闭结、膀胱热结而造成的小便不通，能帮助排出肉中之刺，消散痈肿，具有明目、去除眼中翳障的作用。还可以破胎使之堕下，治疗妇女闭经。瞿麦又叫作巨句麦，生长在河流山谷的湿润地带。

药治方

目赤肿痛

配方：瞿麦适量。

用法：将上药炒黄、研细，以鹅涎调匀涂在眼边。

小便石淋

配方：瞿麦子适量。

用法：将上药捣末，每次取1匙，以酒送服，一天3次。服用3天后可下石。

蠡实

别　名	
马蔺子、荔实、马楝子、马莲子等。	

性味归经	
味甘，性平。归肝、胃、脾、肺经。	

功效主治	
清热解毒，散瘀止血，消积，利湿。治黄疸、淋浊、小便不利、肠痈、虫积等症。	

使用禁忌	
燥热者禁用。	

原　文	蠡实，味甘，平。主皮肤寒热，胃中热气，风寒湿痹；坚筋骨，令人嗜食。久服轻身。花、叶，去白虫。一名剧草，一名三坚，一名豕首。生川谷。
译　文	蠡实，味甘，性平。主治皮肤的恶寒发热、胃中的热邪之气、风寒湿邪引起的关节痹痛，能强健筋骨，使人食欲增加。长期适量服用，可以使人身体轻盈。蠡实的花和叶有去除体内白虫（寄生虫）的作用。它又叫作剧草、三坚、豕首，生长在河川和山谷之中。

药治方

水痢百病	**配方：** 蠡实、干姜、黄连各等份。 **用法：** 将上药研末，每次取2匙，以米汤送服，忌猪肉和冷水。

小便不通	**配方：** 马蔺花（炒）、茴香（炒）、葶苈（炒）各等份。 **用法：** 将上药一同研末，每次取3克，以酒送服。

猪苓

主 治	小便不利、水肿胀满、脚气、泄泻、淋浊、带下等症。
配伍禁忌	忌食猪油，少食油腻食品。
使用禁忌	内无水湿及小便过多者忌用。
原 文	猪苓，味甘，平。主痎疟，解毒，蛊疰不祥，利水道。久服轻身耐老。一名猳猪屎。生山谷。
译 文	猪苓，味甘，性平。主治痎疟，具有解毒的功效，能化解因蛊毒、疰病或其他不祥因素引起的病症，有助于通利水道。长期服用猪苓，可以使人身体轻盈，延缓衰老。猪苓也被称为猳猪屎，生长在山谷中。

木兰

主 治	酒疸、酒齄面疮、阴下湿痒、癫病等症。
使用禁忌	脾胃虚寒者不宜用。
原 文	木兰，味苦，寒。主身大热在皮肤中，去面热赤皰；酒皶，恶风，癫疾，阴下痒湿；明耳目。一名林兰。生川谷。
译 文	木兰，味苦，性寒。主治体内严重的热邪，去除面部积热引发的红疙瘩，治疗酒糟鼻、恶风、癫疾、阴部痒湿，还能使人耳聪目明。木兰又叫作林兰，生长在山林间的溪谷地带。

别　名
绒花、马缨花、夜合欢、蓉花树等。

性味归经
味甘，性平。归心、肝经。

功　效
解郁安神。

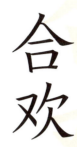

合欢

主　治	心神不安、忧郁失眠等症。
使用禁忌	阴虚津伤者慎用。
原　文	合欢，味甘，平。主安五脏，利心志，令人欢乐无忧。久服轻身，明目，得所欲。生山谷。
译　文	合欢，味甘，性平。主要功效在于安定五脏，宁心养志，能够使人心情愉悦，没有忧虑。长期服用合欢，可以使人身体变得轻盈，眼睛更加明亮，心想事成。合欢生长在山谷之中。

别　名
南五加皮、五谷皮、红五加皮等。

性味归经
味辛、苦，性温。归肝、肾经。

功　效
祛风湿，补肝肾，强筋骨，活血脉。

使用禁忌
阴虚火旺者慎服。

五加皮

原　文	五加皮，味辛，温。主心腹疝，气腹痛，益气疗躄，小儿不能行，疽疮，阴蚀。一名豺漆。
译　文	五加皮，味辛，性温。主治胸腹部疼痛，能够增益气血，治疗下肢痿弱无力，小孩子不能行走，还能用于治疗疽疮、阴蚀等症状。五加皮又叫作豺漆。

中 品

矿物篇

雄黄

别　名
石黄、黄金石、鸡冠石。

性味归经
味苦，性温。归心、肝、胃经。

功　效
解毒，杀虫，燥湿，祛痰，截疟。

主　治	疥癣、秃疮、痈疽等症。
使用禁忌	阴亏血虚者及孕妇忌服。
原　文	雄黄，味苦，平。主寒热鼠瘘、恶疮，疽、痔死肌，百虫毒，胜五兵。炼食之，轻身神仙。一名黄金石。生山谷。
译　文	雄黄，味苦，性平。主治伤寒发热，鼠瘘；恶疮，疽、痔疮以及坏死的肌肉，治疗精神失常症，杀灭虫毒，功效显著。炼制后食用，可使人身体轻盈，精神爽利。雄黄又叫作黄金石，产于山中的深谷处。

药治方

偏头风

配方： 雄黄、细辛各等份。
用法： 将上药研细，每次取 0.6~0.9 克，吹入鼻中，右痛吹左，左痛吹右。

食物中毒

配方： 雄黄、青黛各等份。
用法： 将上药研末，每次取 6 克，用新汲水送服。

红鼻头

配方： 雄黄、硫黄各 15 克，水粉 6 克。
用法： 将上药用乳汁调敷，3~5 次后可愈。

石硫黄

别　名

石留黄、硫黄、昆仑黄、黄牙等。

性味归经

味酸，性温。归肾、大肠经。

功　效

解毒杀虫疗疮，补火助阳通便。

主　治	疥癣、秃疮、阴疽恶疮、阳痿足冷、虚喘冷哮、虚寒便秘等症。
配伍禁忌	不宜与芒硝、玄明粉同用。
使用禁忌	孕妇慎用。
原　文	石硫黄，味酸，温，有毒。主妇人阴蚀，疽，痔，恶血，坚筋骨，除头秃，能化金、银、铜、铁奇物。生山谷。
译　文	石硫黄，味酸，性温，有毒。主治妇女阴蚀、疽疮、痔疮、瘀血症，能强健筋骨，治疗头秃，还可以熔化金、银、铜、铁等奇硬之物。石硫黄产自山谷之中。

药治方

霍乱吐泻

配方： 硫黄 31 克，胡椒 15 克。
用法： 将上药研末，加黄蜡 31 克，熔化后调成如皂角子大小的丸剂，每次取 1 丸，凉水送服。

肾虚头痛

配方： 硫黄 31 克。
用法： 将上药加胡粉研末，和饭做成如梧桐子般大小的丸剂。痛时，取 5 丸用冷水送服。

积块作痛

配方： 硫黄、硝石、结砂、青皮、陈皮各 125 克。
用法： 将上药研末，加面糊做成如梧桐子般大小的丸剂，每次取 30 丸，空腹用米汤送服。

175

石膏

石膏

别 名	细石、细理石、软石膏、寒水石等。
性味归经	味甘、辛，性大寒。归肺、胃经。
功 效	解肌清热，除烦止渴。

主 治	胃火牙痛、头痛、实热消渴、溃疡不敛、湿疹瘙痒等症。
配伍禁忌	恶罗布麻。
使用禁忌	凡阳虚寒、脾胃虚弱及血虚、阴虚发热者慎用。
原 文	石膏，味辛，微寒。主中风寒热，心下逆气，惊，喘，口干舌焦不能息，腹中坚痛，产乳，主金疮。生山谷。
译 文	石膏，味辛，性微寒。主治因感受风寒或风热而引起的发热症状，心腹间内气逆行、心惊、气喘，口干舌燥，呼吸困难，腹部坚硬疼痛，还可以调整人体正气，催乳，治疗金属器械造成的创伤。石膏产于山谷之中。

药治方

伤寒发狂	**配方：** 石膏6克，黄连3克。 **用法：** 将上药共研细。煎甘草汤，待药汁冷后送服。
流鼻血，头痛，心烦	**配方：** 石膏、牡蛎各31克。 **用法：** 将上药研细。每服6克，用新汲水送下。同时用水调少量药滴于鼻内。
风热所致的筋骨疼痛	**配方：** 石膏9克，面粉21克。 **用法：** 将上药研细，加水调匀，入锅里煅红。冷却后化在滚酒中，趁热服下，盖被发汗。连服药3天，病愈。

磁石

别 名	吸铁石、活磁石、灵磁石、磁铁石等。
性味归经	味咸，性寒。归心、肝、肾经。
功 效	平肝潜阳，聪耳明目，镇惊安神，纳气平喘。

主 治	心神不宁、惊悸、失眠、癫痫等症。
配伍禁忌	恶牡丹、莽草，畏黄石脂。
使用禁忌	脾胃虚者不宜多服、久服。
原 文	磁石，味辛，寒。主周痹风湿，肢节中痛，不可持物，洗洗酸消，除大热烦满及耳聋。一名玄石。生山谷。
译 文	磁石，味辛，性寒。主治因风湿引起的周身痛、肢关节痛及关节处的酸楚不适，能够消除严重发热和烦躁满闷，治疗耳聋。磁石又叫作玄石，产于山谷之中。

药治方

阳痿	**配方：** 磁石 2500 克。 **用法：** 将上药研细，用清酒浸泡半月，每次服 60 毫升，白天服 3 次，临睡前服一次。
刀伤后出血不止	**配方：** 磁石粉适量。 **用法：** 将上药敷于患处。
各种肿毒	**配方：** 磁石 9 克，金银藤 124 克，铅丹 248 克，香油 500 毫升。 **用法：** 将上药熬成药膏，摊厚纸上贴患处。

中 品

◇◇

动物篇

▢▢ **扫码查看**

👤 AI司药岐黄先生
📱 日　常　识　药
🍎 食　疗　指　南
📖 研　习　古　方

鹿茸

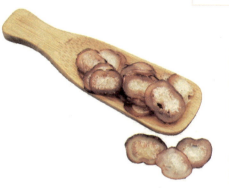

别 名

斑龙珠、黄毛茸、马鹿茸等。

性味归经

味甘、咸，性温。归肾、肝经。

小贴士：本品主产于吉林、辽宁、黑龙江，分为花鹿茸、马鹿茸两种。花鹿茸气微腥、味微咸，马鹿茸气腥臭、味咸，以质嫩、油润者为佳。切薄片或研成细粉用。

功 效	补肾壮阳，益精生血，强筋壮骨。
主 治	肾阳虚衰、精血不足、肾虚骨弱、腰膝无力等症。
配伍禁忌	忌生冷瓜果，禁食富含单胺的食物和饮料。
使用禁忌	凡发热者均当忌服。
原 文	鹿茸，味甘，温。主漏下恶血，寒热，惊痫，益气强志，生齿，不老。角，主恶疮、痈肿，逐邪恶气，留血在阴中。
译 文	鹿茸，味甘，性温。主治女子漏下恶血，身体恶寒发热，惊痫，还能补益元气，增强记忆力，有助于牙齿生长，延缓衰老。鹿角主治恶疮、痈肿，能驱逐体内的邪恶之气，治疗因瘀血滞留于阴部而引起的病症。

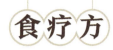

食疗方

鹿茸炖鸡

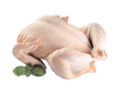

材料： 鸡肉 120 克，红参（或高丽参）12 克，鹿茸 32 克。

做法： 取鸡胸肉或鸡腿肉洗净，去皮，切粒；人参切片。全部材料放入炖盅内，加开水适量，加盖，隔水慢火炖 3 小时，汤成可供饮用。

功效： 大补元气，温壮肾阳。

鹿茸粥

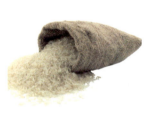

材料： 鹿茸片适量，大米适量。

做法： 将鹿茸片放入煎药壶中煎煮，取汁后与大米一同熬煮成粥。

功效： 补气养血，强身健体。

药治方

阴痿，小便频数

配方： 嫩鹿茸（去毛切片）、山药末各 31 克。

用法： 将上药装入绢袋内，放入酒坛置 7 天，之后开始饮服，每次服用 120 毫升，一天 3 次。同时焙干酒中的鹿茸，做成丸剂服用。

腰膝疼痛

配方： 鹿茸适量。

用法： 将上药涂酥，炙紫，研成末状。每次取 3 克，以酒送服。

妇女白带

配方： 鹿茸（酒蒸，焙干）62 克，白蔹、金毛狗脊各 31 克。

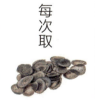

用法： 将上药研末，以艾煎醋调糯米糊和末，制成如梧桐子般大小的丸剂，每次取 50 丸，以温酒送服，一天 2 次。

肾虚腰痛，不能反侧

配方： 鹿茸（炙）、菟丝子各 31 克，茴香 15.6 克。

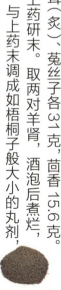

用法： 将上药研末。取两对羊肾，酒泡后煮烂，捣成泥状，与上药末调成如梧桐子般大小的丸剂，每次取 30~50 丸，以温酒送服，一天 3 次。

181

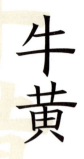

牛黄

别　名	
犀黄、丑宝。	

性味归经	
味甘，性凉。归心、肝经。	

功　效	
清心，豁痰，开窍，凉肝，息风，解毒。	

主　治	热病神昏、小儿惊风、癫痫、口舌生疮、咽喉肿痛、牙痛等症。
配伍禁忌	恶龙骨、地黄、龙胆、蜚蠊，畏牛膝。
使用禁忌	孕妇慎服。
原　文	牛黄，味苦，平。主惊、痫，寒热，热盛狂痓。生平泽。
译　文	牛黄，味苦，性平。主治惊厥、癫痫，身体恶寒发热，高烧使人狂躁不安、抽搐等症状，还能安定心神。牛黄产于平坦湿润的沼泽地带。

药治方

霍乱、中恶	**配方：**牛黄、大黄各3克，獭肝1具，雄黄、莽草、犀角、丹砂、巴豆、鬼臼各3克，麝香0.75克，蜈蚣1枚。 **用法：**将上药研末，以蜜调成麻子大小的丸剂，每次取2~3丸，空腹服用。
初生胎热或身体黄	**配方：**牛黄（豆大）1粒。 **用法：**将上药加蜜调成膏状，用乳汁化开，不时滴入小儿口中。

別　名
豚颠、猪石子、猪睾丸等。

性味归经
味甘、咸，性温。归肺、肾经。

功　效
补肾纳气，温肾利尿。

豚卵

原　文	豚卵，味甘，温。主惊、痫、癫疾，鬼疰，蛊毒，除寒热，贲豚，五癃，邪气挛缩。一名豚颠。悬蹄，主五痔，伏热在肠，肠痈，内蚀。
译　文	豚卵，味甘，性温。主治惊厥、癫痫、癫疾，以及鬼疰、蛊毒等由邪恶或不洁之物引起的疾病，能消除体内恶寒发热，治疗贲豚、癃闭、筋脉挛缩等症。又叫作豚颠。豚的悬蹄主治多种痔疮，消除藏伏在肠内的热邪，治疗肠痈和阴部溃疡。

別　名
蜂房、革蜂房、大黄蜂窝等。

性味归经
味甘，性平。归胃经。

功　效
祛风，攻毒，杀虫。

露蜂房

原　文	露蜂房，味苦，平。主惊痫，瘈疭，寒热邪气，癫疾，鬼精，蛊毒，肠痔。火熬之良。一名蜂肠。生山谷。
译　文	露蜂房，味苦，性平。主治惊厥、癫痫、抽搐、身体恶寒发热、癫疾，提升人体正气，治疗肠道痔疮。用火熬制服用效果更好。露蜂房又叫作蜂肠，产自山谷之中。

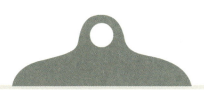

下　品

植物篇

扫码查看

AI司药岐黄先生
日　常　识　药
食　疗　指　南
研　习　古　方

蜀椒

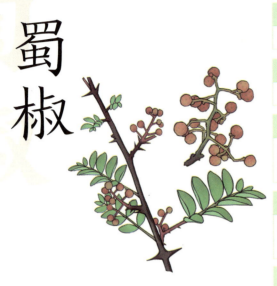

别　名	
花椒、椒、大椒、秦椒等。	

别　名

花椒、椒、大椒、秦椒等。

性味归经

味辛，性温。归脾、胃、肾经。

功效主治

温中止痛，杀虫止痒。治中寒腹痛、寒湿吐泻、虫积腹痛、湿疹瘙痒等。

配伍禁忌

畏款冬、雌黄、附子、防风、麻仁，恶瓜蒌。

使用禁忌

阴虚火旺者禁服，孕妇慎服。

原　文	蜀椒，味辛，温。主邪气欬逆，温中，逐骨节皮肤死肌，寒湿痹痛，下气。久服之，头不白，轻身增年。生川谷。
译　文	蜀椒，味辛，性温。主治风邪引起的咳嗽和气逆，能安补内脏，治疗骨节和皮肤麻木如同死肉，祛除寒湿痹痛，有助于气机下行。长期服用蜀椒，可以使头发不易变白，身体感觉轻盈，并有助于延年益寿。蜀椒生长在山川河谷地带。

药治方

崩中带下

配方：蜀椒适量。

用法：将上药炒过、研细，每次取 1 匙，温酒送服。

疮肿作痛

配方：生蜀椒末、釜下土、荞麦粉各等份。

用法：将上药研末，用醋调敷于患处。

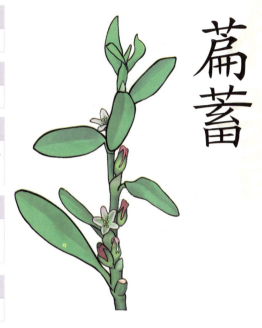

萹蓄

别名
地萹蓄、编竹、粉节草等。

性味归经
味苦，性微寒。归膀胱经。

功效主治
利尿通淋，杀虫止痒。治淋证、虫证
及湿疹、阴痒、癃闭、带下等症。

配伍禁忌
不宜与蛋黄、肉类、海味等高蛋白、
高钙、高铁食物同用。

使用禁忌
脾虚者慎服。

原　文	萹蓄，味苦，平。主浸淫、疥瘙、疽、痔，杀三虫。一名萹竹。生山谷。
译　文	萹蓄，味苦，性平。主治皮肤湿疹、疥疮、瘙痒、疽疮、痔疮，并且有杀灭三种寄生虫的功效。它还有一个名字叫萹竹，通常生长在山谷之中。

药治方

腹中蛔虫	**配方：** 萹蓄 5000 克。 **用法：** 将上药切细，加 100 升水煎取 10 升，去渣再次煎浓。第一天晚上禁食，第二天空腹服用 1 升，有效。
热淋涩痛	**配方：** 萹蓄适量。 **用法：** 将上药煎汤，频繁饮用。

夏枯草

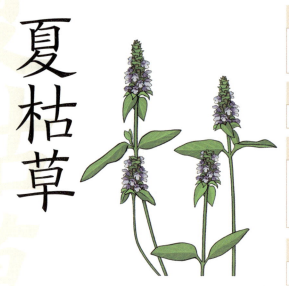

别 名

夕句、乃东、燕面、大头花、
夏枯头等。

性味归经

味辛、苦，性寒。归肝、胆经。

功效主治

清火，明目，散结，消肿。治目
赤肿痛、目珠夜痛、头痛眩晕、
瘰疬、瘿瘤等症。

使用禁忌

脾胃虚弱者慎用。

原 文	夏枯草，味苦、辛，寒。主寒热，瘰疬，鼠瘘，头疮，破癥，散瘿结气，脚肿湿痹，轻身。一名夕句，一名乃东。生川谷。
译 文	夏枯草，味苦、辛，性寒。主治身体恶寒发热、瘰疬、鼠瘘、头疮，能够消除瘢痕，消散郁结而成的瘿瘤，治疗脚部肿胀以及因湿邪引起的痹证，并有使人身体轻盈的效果。它又叫作夕句、乃东，通常生长在河流山谷地带。

药治方

赤白带下	**配方：** 鲜夏枯草花。 **用法：** 将上药阴干研末，每次取 10 克，饭前以米汤送服。
瘰疬马刀，日久成漏	**配方：** 夏枯草 300 克。 **用法：** 将上药用 240 毫升水煎至七成，去渣服用。非常虚弱者，煎取浓膏，涂于患处。

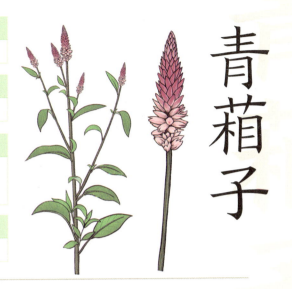

青葙子

别 名
野鸡冠花、狗尾花、狗尾苋等。

性味归经
味苦，性微寒。归肝、脾经。

功效主治
清热泻火，明目退翳。治肝热目赤、眼生翳膜、视物昏花、肝火眩晕等。

使用禁忌
青光眼患者禁用。

原 文	青葙子，味苦，微寒。主邪气皮肤中热，风瘙身痒，杀三虫。子，名草决明，疗唇口青。一名草蒿，一名萋蒿。生平谷道旁。
译 文	青葙子，味苦，性微寒。主治风邪引起的体表发热、皮肤瘙痒，能杀灭各种寄生虫。青葙的种子被称为草决明，可治疗口唇发青。青葙子又叫作草蒿、萋蒿，通常生长在道路旁边的平坦地带。

药治方

阴部瘙痒

配方： 青葙子、阿胶、当归各 6 克，艾叶 6 克。

用法： 将上药切碎，加 1600 毫升水煮至 500 毫升，去渣，分 3 次服用。

阴部生疮

配方： 青葙子、黄连、苦参各 9 克，雄黄 1.5 克，桃仁 3 克。

用法： 将上药研末，用棉裹成枣核大小塞入阴内，或用枣汁送服 1 克，一天 3 次。

虎掌

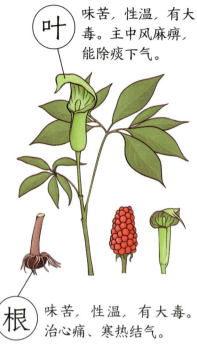

叶 味苦，性温，有大毒。主中风麻痹，能除痰下气。

根 味苦，性温，有大毒。治心痛、寒热结气。

别　名	掌叶半夏、天南星、麻芋果等。
性味归经	味苦，性温。归肺、肝、脾经。
功效主治	燥湿化痰，祛风止痉，散结消肿。治顽痰咳嗽、风痰眩晕、中风痰壅、口眼歪斜、半身不遂。
配伍禁忌	畏附子、干姜、生姜。有毒，制用。
使用禁忌	阴虚燥痰者及孕妇忌用。

原　文	虎掌，味苦，温。主心痛寒热，结气，积聚，伏梁，伤筋痿，拘缓，利水道。生山谷。
译　文	虎掌，味苦，性温。主治胃脘部疼痛，身体寒热不适，气滞郁结，体内各种积聚；还能治疗伏梁，筋脉痿缓，拘挛，具有通利水道的功效。虎掌生长在山谷之中。

药治方

口眼歪斜	**配方：**虎掌适量。 **用法：**将上药研末，以姜汁调匀。病在左侧，敷右侧；病在右侧，敷左侧。
风痰咳嗽	**配方：**半大虎掌 1 枚。 **用法：**将上药炮裂研成末。每取 3 克，加水一盏、姜 3 片，煎成五分，温服，早、中、晚各一次。

别名
丁历、大室、大适、狗荠等。

性味归经
味辛，性寒。归肺、膀胱经。

功效主治
破坚逐邪，泻肺行水，祛痰平喘。治痰饮、咳喘、脘腹胀满、肺痈等症。

使用禁忌
肺虚喘咳、脾虚肿满者忌服。

味辛，性寒，无毒。利膀胱水湿，伏留热气。

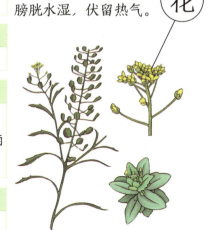

花

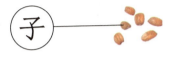

葶苈

味辛，性寒，无毒。主治腹部肿块、结气，饮食寒热。

子

原文	葶苈，味辛，寒。主癥瘕积聚结气，饮食寒热，破坚逐邪，通利水道。一名大室，一名大适。生平泽及田野。
译文	葶苈，味辛，性寒。主治气血积聚形成的肿块，饮食不节引起的寒热不适，具有破除体内坚硬物、除病邪、通利水道的作用。葶苈又叫作大室、大适，生长在湿润的低洼地带和平坦的田野中。

药治方

肺湿痰喘
配方：甜葶苈（炒）适量。
用法：将上药研末，加枣肉和成丸子服下。

小便不利
配方：葶苈6克，通草、茯苓各9克。
用法：将上药捣碎过筛后，每次取1克，用水送服，一天3次。

大黄

别　名
将军、黄良、火参、肤如、蜀大黄等。

性味归经
味苦，性寒。归脾、胃、大肠、肝、心包经。

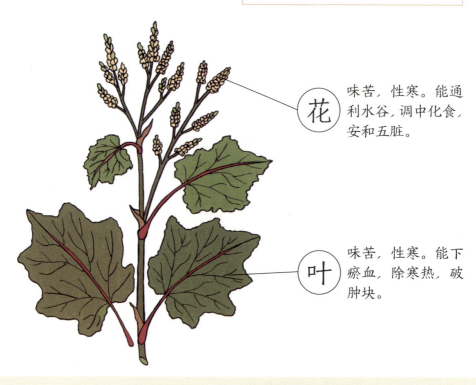

花　味苦，性寒。能通利水谷，调中化食，安和五脏。

叶　味苦，性寒。能下瘀血，除寒热，破肿块。

功　效	泻热通肠，凉血解毒，逐瘀通经。
主　治	实热便秘、积滞腹痛等症。
配伍禁忌	不宜与核黄酸、烟酸、咖啡因、茶碱等药同用。
使用禁忌	峻烈之品，不可妄用。脾胃虚弱者慎用，妇女怀孕期、月经期、哺乳期应忌用。

原　文	大黄，味苦，寒。主下瘀血，血闭，寒热，破癥瘕、积聚，留饮宿食，荡涤肠胃，推陈致新，通利水谷，调中化食，安和五脏。生山谷。
译　文	大黄，味苦，性寒。主要功效为促使体内的瘀血排出，治疗女子闭经，身体恶寒发热，破除癥瘕、积聚的肿块，清除长期停留在体内的痰饮和宿食，还能荡涤肠胃，促进新陈代谢，改善水谷，调中化食，调和五脏。大黄生长在山谷中。

药治方

心气不足、吐血衄血

配方： 大黄 62 克，黄连、黄芩各 31 克。
用法： 将上药加水 3 升，煮取 1 升，热服取利。

腹中痞块

配方： 大黄 62 克，朴硝 31 克。
用法： 将上药共同研末，加炼蜜制成如麻子大小的丸剂，每次取 5~10 丸，用蜜汤送服。

大便秘结

配方： 大黄末 31 克，牵牛头末 15.6 克。
用法： 将上药调匀，每次取 9 克，用蜜汤送服。如有心烦症状，用酒送服。

赤白浊淋

配方： 大黄适量。
用法： 将上药研末，每次取 1.8 克，放进破顶的鸡蛋中拌匀蒸熟，空腹服用。三次见效。

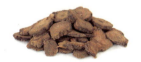

草蒿

别　名

青蒿、野兰蒿、黑蒿、方溃等。

性味归经

味苦，性寒。归肝、胆经。

叶 味苦，性寒，无毒。杀虱，明目。

根 味苦，性寒，无毒。治积热在骨节间。

功　效	清透虚热，凉血除蒸，解暑，截疟。
主　治	温病、暑热、骨蒸劳热、疟疾、痢疾、黄疸、疥疮等症。
使用禁忌	脾胃虚寒的慢性胃炎、慢性腹泻者禁服。
原　文	草蒿，味苦，寒。主疥瘙痂痒，恶疮，杀虱，留热在骨节间，明目。一名青蒿，一名方溃。生川泽。
译　文	草蒿，味苦，性寒。主治疥疮结痂引起的瘙痒、恶性疮疡，能杀灭虫虱，清除留存在骨节间的积热，具有明目的功效。它又叫作青蒿、方溃，生长在河流湖泊或沼泽地带。

青蒿甲鱼汤

材料： 青蒿 10 克，甲鱼 200 克，黄芪 10 克，干桃花 10 克，蜂蜜适量。

做法： 洗净食材，先将青蒿、黄芪、桃花放入砂锅，加水煎汁，去渣取汁。将甲鱼与煎好的药汁一同煎煮半小时至食材熟透，待温度适宜时，倒入蜂蜜即可饮用。

功效： 补血滋润、滋阴养颜，尤其适合女性食用。

青蒿枸杞甲鱼汤

材料： 青蒿 10 克，地骨皮 25 克，枸杞 20 克，甲鱼 1 只，葱、姜、料酒、冰糖各适量。

做法： 洗净食材，地骨皮、青蒿加水煎汁，去渣取汁备用。将枸杞、冰糖、料酒、葱姜放入甲鱼腹中。再把甲鱼放入砂锅，倒入煎好的药汁，再加些清水，用中火煮 1 小时即可。

功效： 滋补肝肾，养阴清热。

药治方		
	痔疮便血	**配方：** 青蒿叶或青蒿茎适量。 **用法：** 将上药研末，便前用冷水送服，便后用水酒调服。
	牙齿肿痛	**配方：** 青蒿 1 把。 **用法：** 将上药煎水漱口。
	鼻中息肉	**配方：** 青蒿灰、石灰各等份。 **用法：** 将上药淋汁熬膏，点涂在息肉上。
	疟疾寒热	**配方：** 青蒿 1 把。 **用法：** 将上药加水 2 升，捣汁服用。

旋覆花

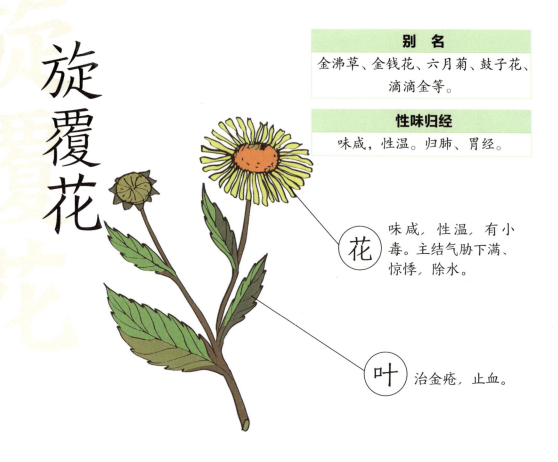

旋覆花

别 名

金沸草、金钱花、六月菊、鼓子花、滴滴金等。

性味归经

味咸，性温。归肺、胃经。

花 味咸，性温，有小毒。主结气胁下满、惊悸，除水。

叶 治金疮，止血。

小贴士：本品为干燥头状花序，全国大部分地区均有产。夏秋季开花时采收，去杂质，阴干或晒干。选购时以朵大、色浅黄者为佳。生用或蜜炙用。

功 效	消痰行水，降气止呕。
主 治	咳喘痰黏、哕噫噫气、胸痞胁痛。
使用禁忌	阴虚劳嗽、津伤燥咳者忌用。

原 文	旋覆花，味咸，温。主结气胁下满，惊悸，除水，去五脏间寒热，补中，下气。一名金沸草，一名盛椹。生平泽、川谷。
译 文	旋覆花，味咸，性温。主治因气机郁结引起的胸胁胀满不适、心悸惊恐，能祛湿，缓解五脏之间因寒热不调导致的不适，具有补益中气、使气下行的功效。它又叫作金沸草、盛椹，生长在湿润的洼地或河川山谷之中。

药治方

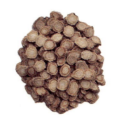

中风壅滞

配方： 旋覆花适量。

用法： 将上药焙过、研细，加蜜制成如梧桐子大小的丸剂，取 5~10 丸，睡前以茶汤送服。

小儿眉癣

配方： 旋覆花、赤箭、防风各等份。

用法： 将上药研末，以油调涂于患处。

耳后生疮

配方： 旋覆花适量。

用法： 将上药烧过研细，用羊油调涂在患处。

连翘

别 名

连壳、黄花条、黄链条花、黄奇丹等。

性味归经

味苦，性平。归肺、心、小肠经。

花 味甘，性寒，有小毒。令人面色好，能明目。

叶 味甘，性平，有小毒。下热气，益阴精。

功 效	清热解毒，消肿散结，疏散风热。
主 治	疮痈肿毒、瘰疬痰核、风热外感、温病初起等症。
使用禁忌	脾胃虚寒及气虚脓清者不宜用。
原 文	连翘，味苦，平。主寒热，鼠瘘，瘰疬，痈肿，恶疮，瘿瘤，结热，蛊毒。一名异翘，一名兰华，一名折根，一名轵，一名三廉。生山谷。
译 文	连翘，味苦，性平。主治身体恶寒发热，鼠瘘，瘰疬，痈肿，恶疮，瘿瘤，体内结热，蛊毒等。它又叫作异翘、兰华、折根、轵、三廉，通常生长在山谷之中。

食疗方

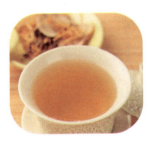

金银花连翘茶

材料： 金银花6克，甘草、连翘各少许。

做法： 砂锅中注入适量清水烧热，倒入金银花、甘草、连翘，小火煮约15分钟即可。

功效： 清热解毒，疏散风热，抗菌消炎，消肿散结。

连翘栀子茶

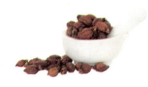

材料： 金银花3克，栀子3克，连翘6克，冰糖适量。

做法： 将金银花、栀子和连翘放入茶壶中，冲入沸水，洗茶后倒掉，再次冲入沸水闷泡10~15分钟，加入冰糖调味即可。

功效： 清热解毒，疏风。

药治方

瘰疬结核

配方： 连翘、芝麻各等份。

用法： 将上药研末，随时服用。

痰饮

配方： 连翘、桔梗、升麻、麦冬、甘草、葛根、赤芍、黄芩、栀子、木通、牛蒡子各适量。

用法： 将上药以水煎服。

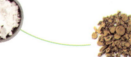

柳华

柳华

别 名
柳絮。

性 味
味苦，性凉。归肺、肾经。

叶　味苦，性寒，无毒。治天行热病、阴虚发热，下水气。

花　味苦，性寒，无毒。解丹毒，治腹内血，止痛。

功　效	凉血止血，解毒消痈。
主　治	吐血、创伤出血、痈疽、恶疮等症。
使用禁忌	体质虚寒者不宜用。
原　文	柳华，味苦，寒。主风水，黄疸，面热黑。一名柳絮。叶，主马疥痂疮。实，主溃痈，逐脓血。子汁，疗渴。生川泽。
译　文	柳华，味苦，性寒。主治水肿、黄疸、面部发热发黑的症状。柳华又叫作柳絮。柳叶主治马身上的疥疮和痂疮。柳实主治疮痈破溃，促使脓血排出。柳子汁具有治疗口渴的功效。柳树生长在河流、湖泊等水源附近的湿润地带。

柳絮粉丝沙拉

材料： 柳絮（焯水后）200克，粉丝2把，蒜蓉10克，精盐、香醋、香油、辣椒油、白糖、味精各适量。

做法： 锅内加水，将粉丝煮沸后离火略泡，控去水分后用冷水投凉，再切成短丝放盛器内，下入蒜蓉少许，下入精盐3克、味精1克、白糖和香醋少许拌匀，倒在平盘内。柳絮内下入余下的蒜蓉、精盐、味精，最后放入香醋、香油拌匀，堆放在粉丝上，辣椒油倒在粉丝四周即可上桌。

功效： 清热解毒，有助于缓解上火症状。

药治方

吐血咯血	**配方：** 柳絮（焙过）适量。 **用法：** 将上药研末，用米汤送服3克。
小便白浊	**配方：** 清明柳叶适量。 **用法：** 将上药煎汤代茶，随时饮用。
小儿丹毒	**配方：** 柳叶500克。 **用法：** 将上药加水10升煮汁3升，洗患处。一天洗七八次为宜。
眉毛脱落	**配方：** 垂柳叶适量。 **用法：** 将上药阴干捣末，装入铁器中加姜汁调匀，每晚涂在眉毛脱落的部位。
无名恶疮	**配方：** 柳叶适量。 **用法：** 将上药用水煮汁，加少量盐洗浴患处。

郁李仁

性味归经

味酸，性平。归脾、大肠、小肠经。

功效主治

润肠通便，下气利尿消肿。治肠燥便秘、水肿胀满、脚气浮肿等症。

使用禁忌

阴虚液亏者及孕妇慎服。

叶　性平，无毒。治大肠气滞、燥涩不通。

原　文	郁李仁，味酸，平。主大腹水肿，面目、四肢浮肿，利小便水道。根，主齿龂肿，龋齿，坚齿。一名爵李。生高山、川谷及丘陵上。
译　文	郁李仁，味酸，性平。主治腹部胀满水肿，面目、四肢浮肿，促进小便排出，通畅水道。郁李仁根主治牙龈肿胀、蛀牙，并有助于坚固牙齿。它又叫作爵李，生长在高山、河流的山谷地带以及丘陵之上。

药治方

皮肤血汗

配方： 郁李仁（去皮，研细）3克。

用法： 将上药与鹅梨捣汁调服。

大便不通，胀满

配方： 郁李仁、黄芩、瞿麦各9克，通草、朴硝各12克，车前子10克。

用法： 将上药切碎，加1600毫升水煮至500毫升，分2次服用。

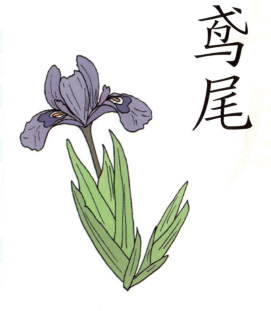

鸢尾

性 味
味苦，性平。

功效主治
活血祛瘀，祛风利湿，解毒，消积。
治咽喉肿痛、肝炎、膀胱炎、风湿骨
痛、无名肿毒等症。

使用禁忌
体虚便溏者及孕妇禁服。

原 文	鸢尾，味苦，平。主蛊毒邪气，鬼疰诸毒，破癥瘕积聚，去水，下三虫。生山谷。
译 文	鸢尾，味苦，性平。主治蛊毒、邪气，解除鬼疰等各种毒邪，破除体内的瘀血肿块、积聚，祛湿，杀灭多种寄生虫。鸢尾生于山谷处。

药治方

食积、喉证

配方：鸢尾根 5~15 克。
用法：将上药以水煎服。

痈疖肿毒

配方：鸢尾（干品）适量。
用法：将上药研末，敷在患处可缓解症状。

跌打损伤

配方：鸢尾根 5~15 克。
用法：将上药研末或者磨汁，冷水送服。

桔梗

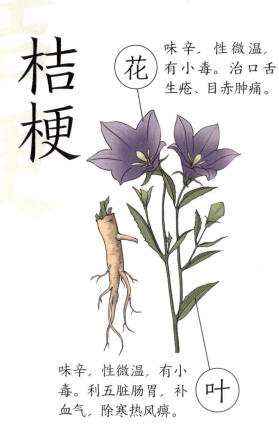

花 — 味辛，性微温，有小毒。治口舌生疮、目赤肿痛。

叶 — 味辛，性微温，有小毒。利五脏肠胃，补血气，除寒热风痹。

别名
苦梗、苦桔梗、大药等。

性味归经
味辛，性微温。归肺经。

功效主治
宣肺利咽，祛痰排脓。治咳嗽痰多、胸闷不畅、喑哑、肺痈吐脓等症。

配伍禁忌
内服过量可引起恶心、呕吐，畏白及、龙眼、龙胆草，忌猪肉。

使用禁忌
阴虚久咳及咳血者禁服，脾胃虚弱者慎服。

原 文	桔梗，味辛，微温。主胸胁痛如刀刺，腹满肠鸣幽幽，惊恐，悸气。生山谷。
译 文	桔梗，味辛，性微温。主治胸胁如刀刺般疼痛、腹部胀满不适以及肠道里发出的低沉鸣响，惊恐，心悸。桔梗生长在山谷处。

药治方

胸满	**配方：** 桔梗、枳壳各等份。 **用法：** 将上药加水二盅，煎取一盅，温服。	
肺痈咳嗽	**配方：** 桔梗31克，甘草62克。 **用法：** 将上药加水3升，煮成1升，分次温服。	

别 名

徐长卿、鬼督邮、别仙踪、钓鱼竿、逍遥竹等。

性味归经

味咸，性平。归肝、胃经。

功 效

祛风化湿，止痛止痒。

主 治

风湿痹痛、脘腹疼痛、痛经、跌打伤痛、牙痛等症。

使用禁忌	体弱者慎服。
原 文	石下长卿，味咸，平。主鬼疰精物邪恶气，杀百精蛊毒老魅注易，亡走，啼哭悲伤，恍惚。一名徐长卿。生池泽、山谷。
译 文	石下长卿，味咸，性平。主治鬼疰等不明缘由引起的急性传染病，善于祛除各种传染性的致病因素，治疗神志失常四处乱走、啼哭悲伤、精神恍惚。石下长卿又叫作徐长卿，生长在池泽、山谷中。

别 名

皂角、鸡栖子、大皂荚、长皂荚等。

性味归经

味辛、咸，性温。归肺、肝、胃、大肠经。

功 效

祛痰止咳，开窍通闭，杀虫散结。

主 治	痰咳喘满、中风口噤、痰涎壅盛、神昏不语、癫痫等症。
使用禁忌	体虚者及孕妇、咯血者禁服。
原 文	皂荚，味辛，咸，温。主风痹死肌，邪气风头，泪出，利九窍，杀精物。生川谷。
译 文	皂荚，味辛，咸，性温。主治风湿痹阻、肌肉坏死，治疗风邪入侵头部导致的疾病及泪流不止，有利于通畅人体的九窍，杀灭精怪邪物。皂荚生长在河谷地带。

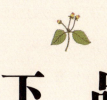

下　品

矿物篇

扫码查看

AI司药岐黄先生
日　常　识　药
食　疗　指　南
研　习　古　方

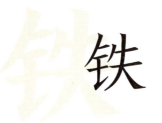

铁

别 名
黑金、生铁、钢铁等。

性味归经
味辛，性凉。归心、肝、肾经。

功 效
镇心平肝，消痈解毒。

主 治	惊痫、癫狂、疔疮痈肿、跌打瘀血、脱肛等症。
使用禁忌	脾胃气虚者及肝肾两亏者慎服。
原 文	铁，主坚肌耐痛。生平泽。
译 文	铁的主要功效为坚实筋骨，使人耐疼痛。它产自水草丛生处。

石灰

别 名
灰散灰、白灰、味灰、锻石等。

性味归经
味辛，性温。归肝、脾经。

功 效
解毒蚀腐，敛疮止血，杀虫止痒。

主 治	痈疽疔疮、丹毒、瘰疬痰核、赘疣、外伤出血等症。
原 文	石灰，味辛，温。主疽疡疥瘙，热气恶疮，癞疾死肌、堕眉，杀痔虫，去黑子、息肉。一名恶灰。生山谷。
译 文	石灰，味辛，性温。主治疽疮溃疡、疥癣，以及热气引起的恶疮，麻风病导致的肌肉坏死和眉毛脱落，还能杀死痔虫，去除皮肤上的黑痣和息肉。它还有一个别名叫作恶灰，产自山谷之中。

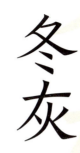

别　名
藜灰、草木灰。

性味归经
味辛，性微温。归脾、胃经。

功　效
消积泻水，蚀疣痣。

主　治	腹中积聚、水肿、疣赘、黑痣、痈疽恶肉等症。
原　文	冬灰，味辛，微温。主黑子、去肬、息肉、疽、蚀、疥瘙。一名藜灰。生川泽。
译　文	冬灰，味辛，性温。主治皮肤上的黑痣、赘疣、息肉，治疗疽疮、溃烂、疥癣瘙痒。它还有一个别名叫作藜灰，产自河流、湖泊等水域附近的沼泽地带。

别　名
白善土、白土粉、画粉。

性味归经
味苦，性温。归脾、肺、肾经。

功　效
温中暖肾，涩肠止泻，止血，敛疮。

主　治	反胃，泻痢，男子遗精，女子月经不调、不孕等症。
原　文	白垩，味苦，温。主女子寒热癥瘕，月闭积聚。生山谷。
译　文	白垩，味苦，性温。主治女子恶寒发热、癥瘕、闭经以及体内积聚。白垩产自山谷。

下 品

<><><><><><><><><><><><><><><><><><><><><><><>

动物篇

鼨鼠

别 名	耳鼠、鼲鼠、夷由、飞鼠等。
性味归经	味甘，性温，有小毒。归肺、肾经。
功 效	解毒，杀虫，通淋。

主 治	淋巴结结核、疥癣、疮瘘等症。
原 文	鼨鼠，主堕胎，令产易。生平谷。
译 文	鼨鼠的主要功效是堕胎，也可使孕妇的生产过程更为顺畅。它生长在平坦的山谷地带。

蟹

别 名	螃蟹、河蟹。
性味归经	味咸，性寒。归肝、胃经。
功 效	益阴补髓，清热，散血，利湿。

主 治	湿热黄疸、产后瘀滞腹痛、筋骨损伤、痈肿疔毒、漆疮、烫伤等症。
使用禁忌	外邪未清、脾胃虚寒及宿患风疾者慎用。
原 文	蟹，味咸，寒。主胸中邪气热结痛；喎僻，面肿败漆。烧之致鼠。生池泽。
译 文	蟹，味咸，性寒。主治胸中邪气郁结引起的疼痛，治疗面部因风邪或疾病引起的歪斜、肿胀，能解漆毒。将蟹烧成灰烬，据说还能引来老鼠。蟹通常生长在池塘、沼泽等水域环境中。

	别　名
	蟾蜍、癞蛤蟆、蟹蟆、土蛙等。

	性味归经
	味辛，性寒。

	功效主治
	清热解毒，健脾消积，杀虫消痈。治痈肿、口疮、瘰疬、泻痢、疳积等症。

蛤蟆

原　文	蛤蟆，味辛，寒。主邪气，破癥坚血，痈肿，阴疮。服之不患热病。生池泽。
译　文	蛤蟆，味辛，性寒。主要功效在于能驱散体内的邪气，破除体内的瘀血和坚硬的肿块，还能治疗痈肿和阴疮。适量服用蛤蟆，可以预防热病的发生。蛤蟆生长在池塘、沼泽等水域环境中。

	别　名
	蛇皮、龙衣、蛇壳。

	性味归经
	味咸，性平。归肝经。

	功效主治
	祛风，止痒，退翳，定惊。治小儿惊风、抽搐痉挛、皮肤瘙痒等症。

蛇蜕

使用禁忌	孕妇禁服。
原　文	蛇蜕，味咸，平。主小儿百二十种惊痫、瘛疭，癫疾，寒热，肠痔，虫毒，蛇痫。火熬之良。一名龙子衣，一名蛇符，一名龙子单衣，一名弓皮。生川谷及田野。
译　文	蛇蜕，味咸，性平。主治小儿多种惊痫、瘛疭、癫疾，身体恶寒发热，肠内痔疮，虫毒或蛇毒引发的病症。将蛇蜕用火熬制后使用，效果更佳。蛇蜕又叫作龙子衣、蛇符、龙子单衣、弓皮，产自山谷的溪流旁以及广阔的田野之中。

蠮螉

蠮螉

别 名
蒲卢、土蜂、缸瓦蜂等。

性味归经
味辛，性平。

功 效
止咳降逆。

主 治	久聋、咳嗽气逆等症。
原 文	蠮螉，味辛，主久聋，欬逆毒气，出刺，出汗。生川谷。
译 文	蠮螉，味辛。主治长期耳聋，咳嗽引起的气息上逆，能辟除邪气，使肉中之刺自出，还可促进身体出汗。蠮螉生长在山谷的溪流附近。

蜣螂

蜣螂

别 名
蜣娘、屎壳郎等。

性味归经
味咸，性寒。归肝、胃、大肠经。

功 效
定惊，破瘀，通便，攻毒。

主 治	惊痫、癫狂、癥瘕、噎膈反胃、腹胀便结等症。
使用禁忌	孕妇忌服。
原 文	蜣螂，味咸，寒。主小儿惊痫瘈疭，腹胀，寒热，大人癫疾、狂易。一名蛣蜣。火熬之良。生池泽。
译 文	蜣螂，味咸，性寒。主治小儿的惊风、痫症、瘈疭、腹胀，身体恶寒发热，大人癫痫、发狂。它还有一个别名叫作蛣蜣。火熬使用效果更佳。蜣螂生活在池塘、沼泽等湿润的环境中。